呵护孩子的视力

王凯　李岩◎著

中国妇女出版社

图书在版编目（CIP）数据

呵护孩子的视力 / 王凯，李岩著. -- 北京 ：中国妇女出版社，2022.8
ISBN 978-7-5127-2148-7

Ⅰ.①呵… Ⅱ.①王… ②李… Ⅲ.①青少年－视力保护 Ⅳ.①R770.1

中国版本图书馆CIP数据核字（2022）第116748号

策划编辑： 门 莹
责任编辑： 王海峰
责任印制： 李志国

出版发行： 中国妇女出版社
地　　址： 北京市东城区史家胡同甲24号　　邮政编码：100010
电　　话：（010）65133160（发行部）　　65133161（邮购）
网　　址： www.womenbooks.cn
邮　　箱： zgfncbs@womenbooks.cn
法律顾问： 北京市道可特律师事务所
经　　销： 各地新华书店
印　　刷： 北京通州皇家印刷厂

开　　本： 150mm×215mm　1/16
印　　张： 13.5
字　　数： 112千字
版　　次： 2022年8月第1版　　2022年8月第1次印刷
定　　价： 49.80元

如有印装错误，请与发行部联系

序 言

呵护孩子的视力

从眼底到视光，如何回答时代赋予眼科医生的问题?

作为一个跟随两位眼底病专业“大咖”——姜燕荣教授和黎晓新教授读完硕士研究生和博士研究生的眼科医生，我被很多同道问过这样的问题:“王大夫，您为什么会转向眼视光领域？”

近几年来，我的研究方向主要聚焦于近视的发生、发展机制，以及儿童青少年近视的行为学研究、防控、干预等，看上去确实离眼底病越来越远。实际上，上面这个问题可以在儿童青少年近视的现状、我的临床成长经历以及这本书中找到答案。

眼睛是心灵的窗户，人人都希望拥有一双慧眼。但是，我们的这双眼睛很脆弱，在我们的整个生命周期，我们的眼睛会面临形形色色的疾患的困扰。在各种医疗机构，眼科有10多个亚专科，各个亚专科的医生术业有专攻，一起守护着我们复杂而精妙的眼睛。

在各个亚专科相应的科室，眼底病专科医生可谓担当着“光明卫士”的角色。在众多不可逆甚至致盲性眼病中，眼底相关病变的危害性排名相对靠前。作为一名眼科医生，能够通过自己的双手让眼底病患者保住视力、重见光明，是一件特别有意义的事情。我为什么要转向眼视光领域呢？这和高度近视会导致众多致盲性眼底病密切相关。

高度和超高度近视可致盲，这值得引起我们的注意。与此同时，当下儿童青少年的近视发展状况呈现出以下几个特点：一是近视发病率越来越高，二是近视患儿低龄化现象越来越明显，三是高度近视的占比日渐水涨船高！如果不尽可能阻断高度近视的发生，眼底病患者的数量恐怕会越来越多。

医生和家长，都在“心疼”孩子！

2014年，我从美国加利福尼亚大学伯克利分校视光学院做访问学者回国后，带着一腔热忱，重新投入国内眼视光临床与科研工作之中。从业这么多年，我已经不记得看过多少因屈光不正导致视力低下的患者，也已记不清做了多少例屈光手术、验配了多少副框架或隐形眼镜。随着我的日常门诊工作量越来越大，随着我们单位北京大学人民医院眼视光中心越来越处于超负荷运转状态（尤其是新冠肺炎疫情暴发以来），我逐渐意识到，儿童青少年的近视问题已经不再是一个单纯的临床问题，更是一个重要的社会公共卫生问题。

很多患儿家长来到医院后面对医生时，往往处于一问三不知的状态。比如，不知道要提前为孩子建立屈光发育档案、不知道孩子已经处于（濒临）近视的状态、不知道近视防控的重要性等。有的家长则掉进了不良商家营造的“坑”里，花了很多钱，走了很多弯路，结果孩子的近视仍在飞速发展。

和大家讲一个令我印象深刻的案例：

一次，一个5岁的小姑娘被妈妈、姥姥带到了我的门诊。电脑验光后，验光单显示她已经有−1.75D ～−2.75D的近视。也就是说，按照我们日常的说法，她的眼睛的近视度数为 175 ~ 275 度。[①] 她视力很差，眼轴长度和角膜曲率也能佐证这一点。我仔细询问她的病史。发病年龄低、父母高度近视、缺乏户外活动、起始度数不低……种种高危因素，她都占了！我建议的处置方案是先散瞳验光，然后考虑验配离焦框架镜，同时配合使用低浓度阿托品滴眼液。不过，这位妈妈无论如何不配合散瞳验光，也不想给孩子配眼镜，并反复询问我："能不能再观察半年？我听说散瞳验光对孩子的眼睛有害。而且，我心疼孩子，她还这么小就戴眼镜……"我苦口婆心和她解释，如果经散瞳验光确定孩子已经近视，孩子若不戴眼镜近视度数可能会涨得很快。也就是说，家长的"心疼"反而会耽误孩子。这个妈妈一直坚持自己的观点，孩子的姥姥也在一旁附和。当天，这个小姑娘在门诊上没有接受应有的处置就离开了。

每次遇到这种情况，我都会感到深深的惋惜，同时也会有一些无奈。作为医生，我每天在门诊可以看 50 甚至 100 个近视患者，不过我感觉这完全无济于事。如何能让家长更早、

---

① D，即屈光度。屈光度是标示屈光力大小的单位，以"D"表示，即 Diopter。我们日常口语交流所说的眼睛的近视度数 = 屈光度 ×100。为了便于家长理解，在本书的某些地方，我们也会以"度"来标示近视、远视或散光程度。

更多地掌握一些近视防控知识呢？我想：科普也许是一条不错的路！唯有科普可以用正确的知识武装家长，提升家长对近视防控的重视程度。

于是，我在日常工作之余开始做面向普通大众的科普。我原本是一个只会用微博看热搜新闻的自媒体“小白”，但在几年之内慢慢地在形形色色的自媒体平台创建了自己的科普阵地，积累了200万左右的“粉丝”。从面对镜头紧张得说不出话，到录制各类节目侃侃而谈，这一路十分艰辛，但我觉得很值。《近视防控降龙十八掌》《青少年近视防控八大误区》《近视防控的几个关键数字》《双十一护眼好物黑红榜》《孩子近视了，家长还不知道什么是角膜塑形镜》等一系列科普文章更是赢得了广大读者的好评。从2019年至今，我几乎走遍了北京一半的小学，为无数孩子和家长做了近视防控专题讲座。

为了让广大家长朋友更系统地学习儿童青少年近视防控相关专业知识，早在2018年我就开始筹划、整理这本书的相关内容。我把这几年发布于各平台的科普文章整合在一起，并辅之以新的篇章架构，于2022年年初完成了这本书的初稿。之后，李岩主任又对本书的框架和内容提了很多建议。我们的目的是给大家带来听得懂、学得会、记得住的儿童青少年近视防控科普知识。

行百里者半九十。现在这本书终于要出版了，我要特别感谢中国妇女出版社的邀请，也要特别感谢在这本书成书过程中给予我帮助的各位同人。

成书仓促，难免有所不足，望各位读者及老师不吝指正。

王凯

2022.6.30

目　录

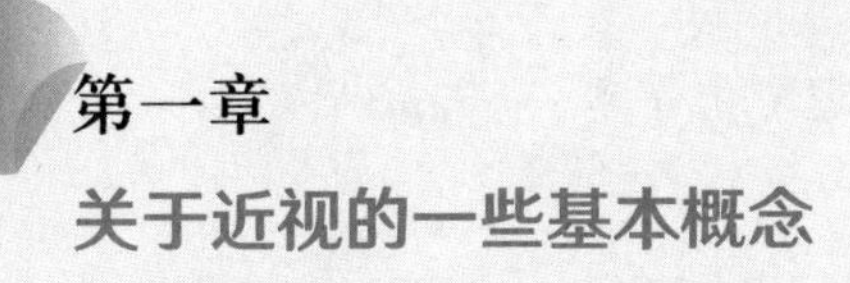

第一章 关于近视的一些基本概念

第二章 近视有哪些危害

第三章 如何预防近视的发生

第四章
近视相关检查基本常识

第五章
孩子近视了，怎么办

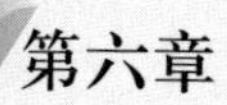

第六章 儿童青少年近视防控常见问题答疑

C H A P T E R O N E

第一章

关于近视的一些基本概念

眼睛是怎样工作的

外界物体发出或反射的光线，通过眼球的屈光系统，会让相应物体成像于视网膜上。视网膜上分布的光感受器细胞会将这些物像信息转换成神经信号。这些神经信号会经视神经抵达视觉中枢。我们所谓的“视知觉”便是这样形成的。在这个过程中，眼球的光学特性和屈光状态发挥着重要的作用，决定了外界物体至视网膜的成像特点以及清晰程度，并直接影响神经系统对光信号的获取和处理。

眼睛作为一个光学系统，与照相机有很多相似之处，以至于很多人认为照相机是根据人眼仿生而来。但值得注意的是，人眼在许多方面都优于照相机，如它具有很高的精密性和灵敏度。

下面，我们来了解一下眼睛的基本构造。如下图所示，眼睛由角膜、虹膜、瞳孔、晶状体、玻璃体、巩膜、脉络膜、视网膜、房水等组成。

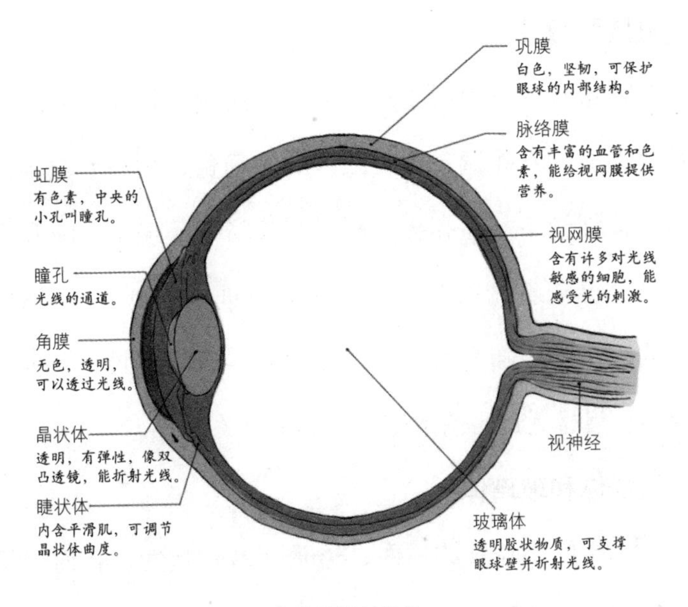

眼球的解剖结构

角膜

角膜是眼球前部的透光部分，是眼球的第一个屈光元件，相当于照相机的镜头。角膜上有丰富的神经末梢，如有外物接触角膜，眼睛会立即闭合，以起到保护作用。正常人的角膜表面覆盖了一层薄薄的泪膜。泪膜虽然很薄，但也会参与眼球屈光功能，非常重要。角膜缺乏泪膜保护时，其前表面的屈光力会变得极不规则，视网膜上的像会变得相对模糊。

比如，在近视眼手术后的早期恢复阶段，患者常常会因为泪膜不稳定而影响视力。

虹膜和瞳孔

虹膜指眼球壁中层的扁圆形环状薄膜。虹膜中央环形的小孔为瞳孔，它能调节进入眼内的光通量，相当于照相机的光圈。在强光下，瞳孔会变小；在较暗的环境下，瞳孔会变大。瞳孔会随着光强度的变化来调节进入眼球的光线的量。瞳孔的大小除了随光线的强弱变化外，还与年龄、人种、屈光状态、目标远近、情绪变化等因素有关。

晶状体和玻璃体

晶状体位于瞳孔的后面，透明而富有弹性，它通过睫状肌的伸缩来调整屈光度。晶状体作为人眼屈光系统的重要组成部分，可以改变眼的屈光力。也就是说，晶状体可以让眼睛聚焦于不同距离的物体，这种功能称为调节。晶状体后表面与玻璃体相接触，玻璃体是一种透明的凝胶状物质，充满眼球的玻璃体腔，具有屈光、固定视网膜的作用。

视网膜

作为大脑的延续，视网膜是一层很薄而又高度复杂的膜。视网膜上有许多对光线敏感的细胞，能感受光的刺激。视网膜的后面有一层充满黑色素的细胞（视网膜色素上皮），能吸收多余的光线，以防止光线在眼球内部反射而影响物像信息的清晰度。视网膜是眼球中唯一的感光组织，相当于照相机的核心成像部分。视网膜的分辨力是不均匀的，其中，黄斑区具有最强的光学分辨能力。我们通常所说的视力，均指黄斑中心凹的视力。

脉络膜

脉络膜位于视网膜和巩膜之间，富含血管和黑色素，不仅可以给眼球供血，还可以遮光，好比照相机的暗箱，可以减少杂光，确保眼睛得到清晰的图像。

睫状体

睫状体是眼球壁中膜的增厚部分，内表面有许多突出并呈放射状排列的皱褶，外表面有睫状肌（平滑肌），通过晶状体悬韧带与晶状体相连。睫状体内的平滑肌，有调节晶状体曲度的作用。

巩膜

巩膜是眼球壁的主要组成部位之一，是眼球纤维膜的后5/6部分，前方连接角膜，后方与视神经的鞘膜相连。巩膜后极部厚1mm，赤道部厚0.4mm ~ 0.5mm，直肌附着处厚

0.3mm。其与角膜交界处，外面有环形的角膜沟，深部有巩膜静脉窦。小儿的巩膜为浅蓝色，成人的巩膜为白色，老年人的巩膜因脂肪沉着而带黄色。巩膜结构坚韧，有支持和保护眼内组织的作用。

房水

房水是充满眼球前、后房的一种透明、清澈的液体，由睫状体突产生。房水的主要作用是为虹膜、角膜和晶状体提供营养，并维持眼内正常压力。同时，房水也是屈光间质之一，具有屈光作用。

总之，眼睛的各个部位像一个团队一样协同工作，密切配合，让眼睛的功能得以正常发挥。

什么是近视

什么是近视呢？近视是相对正视而言的。

一般来讲，在眼睛调节放松的状态下，外界的平行光（一般认为来自 5 米以外）进入眼内，其焦点正好落在视网膜上，从而可在视网膜上形成清晰的物像，这就是正视。

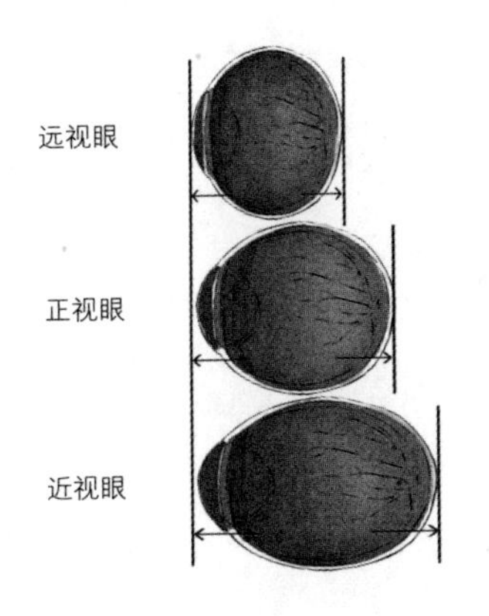

远视眼、正视眼、近视眼区分示意图

相反，在眼睛调节放松的状态下，外界的平行光进入眼内，若其焦点无法落在视网膜上，就不能在视网膜上形成清晰的物像，这叫作非正视或屈光不正。

近视是屈光不正的一种，是指在眼睛调节放松的状态下，外界的图像落在视网膜之前，而我们常说的远视指外界的图像落在视网膜之后。所以，不管近视眼还是远视眼，不戴矫正眼镜的话就看不清东西。

裸眼视力、戴镜视力与最佳矫正视力

视力是描述视觉敏锐程度的指标，也就是眼睛能够分辨景物最小细节的能力。正常人双眼的视力不应低于 1.0（小数记录法），若按 5 分记录法则不应低于 5.0。裸眼视力与矫正视力都是眼科体检中的重要指标。

裸眼视力

裸眼视力是指在不使用任何光学矫正设备（如框架眼镜、隐形眼镜等）的情况下，眼睛的最佳视力。正常成人裸眼视力应在 1.0 左右或 1.0 以上。需要提醒的是，学龄前儿童有相应的裸眼视力评价标准。

学龄前儿童视力参照标准（仅供参考）

月（年）龄	视力标准
1 个月	光感与眼前手动
2 个月	0.01
3 个月	0.02
4 个月	0.04
6 个月	0.06 ~ 0.08
8 个月	0.1
10 个月	0.1 ~ 0.15
1 岁	0.2 ~ 0.25
2 岁	0.5
3 岁	0.6
4 岁	0.8
5 岁	1.0
6 岁	1.2

* 个别发育稍晚的孩子在 6 岁时视力下限可能在 0.8 ～ 1.0。

戴镜视力

戴镜视力是指在配戴框架眼镜、隐形眼镜等屈光矫正设备的情况下，眼睛所能达到的视力。

最佳矫正视力

最佳矫正视力是指屈光不正（如近视、远视、散光等）患者在使用光学矫正设备的情况下所能达到的最佳视力。

一般情况下，首先要进行裸眼视力测定，之后才对矫正视力进行测定。这样才能确定，通过各种矫正措施，视力能否恢复正常。

屈光性疾病（如近视、远视、散光等）导致的裸眼视力不佳，可以通过配戴眼镜或其他光学手段进行矫正。如果在配戴眼镜、接触镜后，视力仍然无法提高，就需要排除眼底及其他疾病引起的裸眼视力下降，例如白内障、眼底病变、弱视等。

正视化过程与远视储备

正视化过程

儿童的眼球和视力是逐步发育成熟的。新生儿时期，眼睛尚未发育成熟，处于远视状态。之后，随着生长发育，眼球逐渐增长，眼的远视屈光度数逐渐趋向正视。这个过程称为“正视化过程”。

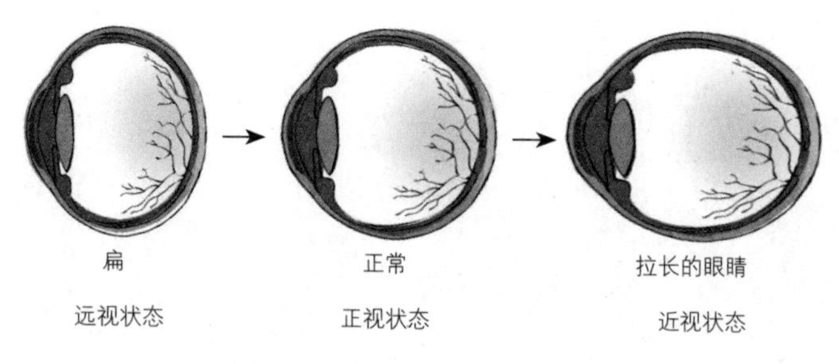

人眼正视化及近视化过程示意图

正如前面所讲，当眼睛处于非调节状态（静息状）时，外界的平行光线经过眼的屈光系统后恰好在视网膜黄斑中心凹聚焦，这种屈光状态称为正视。从验光结果看，一般认为人的正视眼屈光生理范畴的临床标准为–0.25D ~ + 0.50D，即 25 度近视至 50 度远视。

远视储备

眼轴是角膜顶点到视网膜黄斑中心凹之间的一条假设线，又称前后轴。

眼轴的长度决定物体在视网膜的成像位置，孩子的视力情况跟眼轴的发育有直接关系。新生儿以及学龄前儿童眼球较小、眼轴较短，外界物体经过他们的眼睛屈光系统后会落在视网膜后方，这就是前面讲过的远视。也就是说，在眼球发展至成人水平之前，孩子的双眼处于远视状态。这是生理性远视，也称为远视储备。

一般来说，在 3 岁至上学前的这段时间，孩子的远视度数在 + 1.00D ~ + 3.00D，即 100 度至 300 度。随着年龄增长，孩子的生理性远视度数会越来越低。每个年龄段孩子的远视储备没有绝对标准，其正常值也存在争议，因为孩子的发育情况存在一定的个体差异。随着生长发育，孩子的生理性远视会逐渐消失，一般到 8 ~ 12 岁时会完全变为正视，这个过程是不可逆的。

3 ~ 9 岁儿童远视储备参照标准（仅供参考）

年龄	裸眼视力	正常远视储备
3 岁	0.5 ~ 0.6	远视 + 2.50D
4 岁	0.7 ~ 0.8	远视 + 2.25D
5 岁	0.8 ~ 1.0	远视 + 2.00D
6 岁	1.0 ~ 1.2	远视 + 1.50D
7 岁	1.2 ~ 1.5	远视 + 1.25D
8 岁	1.2 ~ 1.5	远视 + 1.00D
9 岁	1.2 ~ 1.5	远视 + 0.75D

远视储备对近视防控的意义

随着生长发育，儿童的眼球逐渐长大，眼轴逐渐变长，远视度数逐渐降低，从而逐渐趋于正视。远视储备不足是指裸眼视力正常，睫状肌麻痹验光（即散瞳验光）显示屈光状态未达到近视标准，但远视度数低于相应年龄段生理值。比如，4 ～ 5 岁儿童散瞳验光度数至少应为＋ 1.50D ～＋ 2.00D，即孩子此时应有 150 ～ 200 度的远视储备，如果一个相应年龄段孩子的散瞳验光度数只有＋ 1.00D 或者更低，这意味着这个孩子远视储备远远不足，有可能比相同年龄段的孩子更早地出现近视。

因此，应尽早给孩子建立屈光发育档案，以监测孩子屈光发育的情况。一旦发现孩子的眼轴增长过快，远视储备消耗过快，应及时进行干预，以防提前发生近视。

保护远视储备，可以试试这几招

一、坚持合理的近距离用眼。建议遵循“20—20—20 原则”，即每近距离用眼 20 分钟向 20 英尺（约 6 米）外远眺至少 20 秒。或者，每近距离用眼 30 ～ 40 分钟，至少休息 5 ～ 10 分钟。也就是说，要尽量减少长时间持续近距离用眼。另外，严格控制电子屏幕的使用时间，上网课时尽量采用投屏的方式或者使用其他远距离读写设备。

二、采用并保持正确的读写姿势。读写时尽量使双眼与书本保持合适的距离，避免距离过近。正确的读写姿势可概括为“一尺、一拳、一寸”，即眼离书本一尺（约 33 厘米）、胸离书桌一拳（约 8 厘米）、手离笔尖一寸（约 3.3 厘米）。此外，还应避免躺着，或在晃动的状态下、在昏暗的环境中阅读。

三、增加每日户外活动时间。白天充足的户外活动能避免孩子的远视储备过早消耗，有效预防近视的发生。但要注意，不要让刺眼的阳光直射双眼，以免对眼睛造成伤害。对于正处在生长发育中的孩子而言，每天户外活动的时间不应少于 2 小时。

四、尽早建立屈光发育档案，并定期检查。建议在孩子 3 岁以后为其建立屈光发育档案，之后每 3 个月至 6 个月复查一次。提醒各位家长，要带孩子到正规医院或眼视光中心进行规范的医学验光，必要时可进行散瞳验光。医生会根据远视储备的情况，预估孩子的屈光发育趋势，甚至及早干预以矫正孩子的近视。

近视和屈光不正是一回事吗

屈光不正是指眼睛在不使用调节时，平行光线通过眼的屈光系统后不能在视网膜上形成清晰的物像，而在视网膜的前方或后方形成不清晰的物像，这种状况也称为非正视。屈光不正是光学、解剖因素交互作用的结果，并受遗传、环境等因素的影响。

通常所说的屈光不正包括近视、远视和散光。屈光不正是一种常见病，其发生与遗传、环境、疾病有关，主要临床症状包括视力下降、视物模糊、复视、视疲劳等。

发育期不合理用眼是屈光不正不可忽视的原因。儿童生长发育过程中，若不注意用眼卫生，很容易造成眼睛过度疲劳，促成近视的发生发展。

近视是人眼屈光力相对于眼轴长度过大的一种屈光不正，

即在眼调节静止的状态下，外界平行光线进入眼睛后聚焦于视网膜之前的一种屈光状态。所以，近视是屈光不正的一种类型。

近视的分类

临床上，近视可根据近视程度、眼底改变、眼轴检查结果、临床症状等进行分类。

按近视程度分类

轻度近视

通常指 300 度以内的近视，包括 300 度。

中度近视

通常指 300 度至 600 度的近视。

高度近视

通常指近视程度超过 600 度的近视。

按屈光成分分类

屈光性近视

在眼轴正常或基本正常的情况下，眼睛的屈光成分异常（主要是角膜或晶状体曲率过大）或各成分组合异常，导致眼球屈光力增强，致使平行光线入眼经折射后聚焦于视网膜前而不能于视网膜清晰成像，称为屈光性近视。

轴性近视

在眼球屈光力正常（即角膜、晶状体等屈光成分的屈光性能基本正常）的情况下，眼轴长度超出正常范围，致使平行光线射入眼球后聚焦于视网膜前而不能于视网膜清晰成像，称为轴性近视。这种近视最为常见。

按病程进展和病理变化分类

单纯性近视

单纯性近视的特点是近视度数一般在600度以内，大部分患者的眼底无病理变化或病理进展缓慢，用适当的手段即可将视力矫正至正常。单纯性近视患者的其他视功能指标多属正常。

病理性近视

病理性近视的特点是近视度数较高，且伴有不同程度的眼底病理性改变。比如，患者除了远视力差，常伴有夜间视力差、飞蚊症、眼前有漂浮物和闪光感等，甚至可能发生视网膜脱离、视网膜裂孔、黄斑出血、黄斑劈裂、新生血管、开角型青光眼等。

近视的表现

近视最为人熟知的症状就是看近处基本正常，看远处看不清楚。实际上，随着近视度数的增加，患者还会有一些其他视觉症状。整体来讲，近视的早期表现和中晚期表现各有特点。

早期表现

远视力减退，但近视力正常。近视患者初期常有远距离视力波动，看远处目标时常不自觉地眯起眼睛，过度用眼后会出现重影、畏光、眼干、眼痒、眼异物感、眼部酸胀、头痛等。一般近视患者在未进行矫正时，由于在近距离某一点能获得清晰视力，所以很少发生弱视。

中晚期表现

随着近视度数的不断增长，患者看近处时不用或少用眼肌调节，可能导致眼睛的调节性集合功能相应减弱，由此可能发生外隐斜或外斜视。随着眼轴变长，患者的眼球可能相对突出。眼球前后径过长，眼球后极部向后扩张，可能引发后巩膜葡萄肿。此外，眼底损害多发生于高度近视患者，因为这类患者会有程度不等的眼底退行性改变。

近视如何矫正

近视矫正的基本原理是经准确验光确定近视度数，然后使用合适的凹透镜散开光线，使光线进入眼睛经屈光系统聚焦于视网膜。矫正近视的基本原则是让患者拥有最佳视力的同时，保证感觉舒适和可持久用眼。

近视矫正的常见方法有光学矫正和手术矫正两种。

光学矫正是指通过配戴框架眼镜、软性角膜接触镜、角膜塑形镜等进行矫正。

手术矫正主要包括两类：一类是角膜屈光手术，如全飞秒激光术、半飞秒激光术等；另一类是眼内屈光手术，如眼内接触镜植入术（ICL）等。

什么是假性近视

假性近视是指由于各种原因导致睫状肌持续收缩、过度调节甚至调节痉挛，致使晶状体屈光度增加，从而导致视物模糊的近视症状。假性近视具有轻度近视症状，一般低于 150 度，很少超过 200 度。假性近视患者看近处基本正常，看远处模糊，但模糊程度经常有变化，视疲劳症状明显。此外，由于调节力过强，假性近视患者可能出现眩晕、眼胀、眼痛等症状。

通过放松、休息、散瞳干预等，假性近视患者可恢复正常视力，往往不需要配戴眼镜。假性近视往往是近视发生、发展的初始阶段，若不及时改变用眼习惯和注意用眼卫生，最终会导致眼轴变长而发展成为真性近视。

假性近视是如何发生的

青少年假性近视多由用眼过度和环境因素导致。青少年处于生长发育阶段，其眼部调节功能尚不稳定，再加上高强度的近距离用眼，很容易发生假性近视。比如，阅读或书写时眼睛与书本的距离常在 33 厘米以内、视线与书本不成 90 度角，躺着看书，长时间用眼后不注意休息，在照明条件不好的环境看书等，都可能引发假性近视。还有，一些青少年挑食、偏食，不经常吃蔬菜、水果、豆制品、粗粮等食物，可能导致维生素和矿物质缺乏，从而增加假性近视的发生风险。

如何区分假性近视和真性近视

通过标准的散瞳验光，可以诊断真性近视和假性近视。一般来说，经过散瞳验光，如果近视度数为 0 或者在 50 度以内，则为假性近视；如果近视度数大于等于 75 度，则为真性近视。

孩子出现假性近视怎么办

假性近视通常是在怀疑近视而进行检查时发现的，一旦确诊假性近视，必须积极防控，以防其继续发展为“真”近视。假性近视的防控以纠正不良用眼习惯、缓解睫状肌疲劳为主。通过积极干预，如改善用眼习惯、避免眼部过度疲劳等，尽可能放松睫状肌，假性近视的症状有可能获得不同程度的改善。注意！若不尽早干预，假性近视有可能继续发展成为真性近视。

治疗假性近视的方法很多，主要是放松调节，以达到治假防真的目的。常用的方法有以下几种。

一、散瞳疗法。即应用睫状肌麻痹剂散瞳，通过药物使睫状肌放松。

二、戴凸透镜法。即先配戴一个较高度数的凸透镜，注视远处，以使睫状肌放松，然后调整凸透镜的度数，直到视力达到基本正常为止。

三、远眺法。即每近距离用眼半小时远眺几分钟，以使睫状肌放松。

四、运动法。即做眼保健操，改善视疲劳。同时，可通过加强体育锻炼促进营养吸收、缓解眼睛疲劳，改善视力。

除此以外，还应注意生活、学习环境的采光，保证室内充足、合理的照明。

什么是散光

散光也是眼睛的一种屈光不正状态，是指平行光线通过眼球屈光系统折射后不能在视网膜上形成一个焦点，而是形成两条焦线，从而在视网膜上不能形成清晰的图像。造成散光的原因是角膜或晶状体表面弯曲度不一致，这会导致眼球在不同子午线上的屈光力不同，从而只能形成不清晰或重叠的影像。散光的眼睛无论看远看近都看不清楚。

严格意义上讲，所有人的眼球各屈光成分在子午线上的屈光力都不相同。也就是说，现实生活中很难找到一只完全没有散光的眼睛。但是轻微的散光（尤其是轻微的顺规散光）对视力一般无明显影响，没有临床意义，无须矫正。

临床上将散光分为规则散光和不规则散光。根据垂直主经线和水平主经线屈光强弱，规则散光可分为顺规散光、逆规散光和斜轴散光。根据各子午线的屈光状态，规则散光又可分为单纯近视散光、单纯远视散光、复合近视散光、复合远视散光及混合散光。对于不规则散光而言，不但各条经线的屈光力不相同，而且同一经线上各部分的屈光力也不同，完全没有规律可循，不能形成前后两条焦线。不规则散光一般是由圆锥角膜、角膜云翳、晶状体疾病等所导致的角膜或晶状体屈光面不规则所致。

散光会因不良的用眼姿势而加重。例如，躺着、趴着看书，斜着眼、眯着眼看东西，都会造成眼皮不当压迫眼球而影响角膜的正常形态。所以减少不良的用眼习惯是防止散光加重的关键。这些不良的习惯也常是导致近视发生的原因，所以有些人误以为近视会造成散光，其实两者没有太大的关系。另外，有些散光的发生和基因有关，父母有散光，孩子往往也有散光。

散光患者主要有视力降低和视物疲劳两大症状，有时也有视物变形、头痛等症状。一些散光患者可能出现近视患者的症状，如固定性眯眼等。未进行矫正的散光患者，由于不能清晰地将外界物体成像于视网膜上，所以视力必然会下降，视力下降的程度因散光度数的高低而不同。散光患者尽管不能通过调节消除散光，但可以通过调节改善视力。

普通框架眼镜只能矫正规则散光，而不规则散光，例如圆锥角膜等导致的散光，须采用硬性角膜接触镜进行矫正。用普通框架眼镜矫正规则散光，效果不尽相同。散光度数越大，矫正效果越差。中度以下散光一般可以矫正到正常水平，高度散光则较难取得良好的矫正效果，高度远视散光矫正效果更差。

孩子如果检出散光一定要尽早治疗，否则其视功能发育会受到一定的抑制。对散光而言，越晚矫正，效果越差，甚至可能引发弱视。

什么是远视

远视和近视、散光一样，也属于屈光不正。很多人对远视是有误解的，认为远视患者对近处的东西看不清楚，远处的东西反而能看清楚。事实上，这是不准确的。远视是指在调节静止状态下，外界平行光线经眼球折射后成像于视网膜之后的一种屈光状态。远视眼在视网膜上所形成的物像也是模糊不清的。通常远视是因为眼球屈光力不足或眼轴长度不足而导致的。不同于近视患者，中低度远视患者通常可以通过自我调节使外界平行光线的焦点前移至视网膜上，从而获得较清晰的远距离视力，然而高度远视患者往往远近都看不清。

远视眼为了看清物体，会本能地利用睫状肌和晶状体的调节力量把落在视网膜后面的焦点移到视网膜上。若眼睛经常处于这样的调节状态，很容易发生视疲劳。所以，远视并不是简单意义上的看远处清晰，看近处模糊。远视患者只是在看远处时所付出的调节力较小，因此主观感受上比看近处时更舒适、更持久。除非是高度远视，一般远视患者不会出现远视模糊。但随着年龄的增长，患者的调节力会逐渐下降，当调节力下降到无法代偿看远处所需的调节力时，患者才会出现远视模糊。因此，老年远视患者，无论看远看近都看不清。当远视度数过高、调节力相对不足、没法聚焦时，可以用正透镜（即凸透镜，也就是我们说的远视镜）来矫正。

远视度数较大的孩子，除了看近处看不清外，还可能表现出不喜欢看书、阅读能力不好、学习成绩差、视觉认知发展缓慢等情况。

究其病因，远视可以是生理性的（如婴幼儿的远视），也可以是病理性的，如一些疾病导致的眼轴长度和眼球屈光力不匹配可导致远视。

按解剖特点，远视可以分为轴性远视和屈光性远视。

按远视度数，远视可以分为低度远视（+3.00D以下）、中度远视（+3.00D～+5.00D）和高度远视（+5.00D以上）。

什么是弱视

弱视是指在视觉发育关键期（0 ~ 8 岁），单眼或双眼最佳矫正视力低于相应年龄段正常儿童的视力，但眼部检查无器质性病变。处于视觉发育期的不同年龄组儿童的正常视力下限参考值为：3 ~ 5 岁≥ 0.5，6 岁以上＞ 0.7。若 3 岁以下儿童最佳矫正视力低于 0.5，4 ~ 5 岁儿童低于 0.6，6 ~ 7 岁儿童低于 0.7；或面对视力表时，双眼最佳矫正视力相差两行及以上者，可诊断为弱视。

据调查，弱视在儿童中的患病率是 2% ~ 4%，我国患有弱视的儿童大约有 1000 万。由于弱视与近视、远视等症状相似，因此弱视常常被家长忽视，这可能导致无法挽回的后果。弱视对儿童的健康成长影响深远，不仅会造成孩子双眼融合

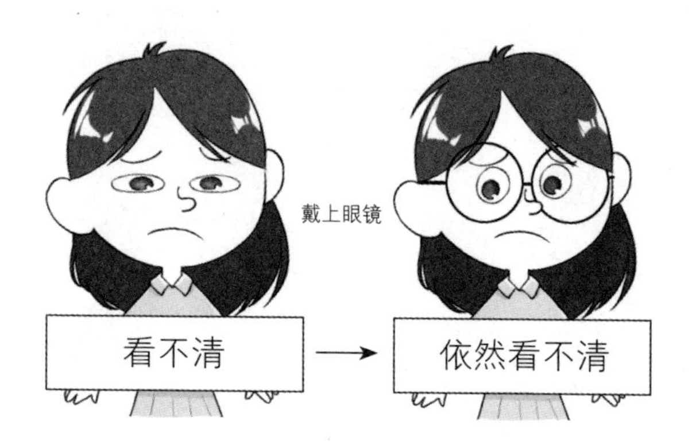

功能和立体视觉的缺失，而且会影响孩子的正常生活。弱视是一种严重危害儿童视功能的眼病，如果不及时进行治疗，会给孩子的日常生活带来诸多不便，甚至造成终身视觉障碍。

孩子弱视会有哪些表现

弱视的孩子可有视物喜近、看电视眯眼、视物头位偏斜、斜视、眼球震颤等表现。

严重弱视的孩子可有“熟视无睹”现象，即不注视目标、不随外物运动而转动眼球等。

家长一旦发现孩子有以上情况，应高度怀疑孩子有视力异常，及早带孩子进行检查。对于单眼弱视，若孩子外眼没有明显异常，家长不容易发现。这样的孩子常在学龄期在学校的视力检查中被发现有视力异常，而此时孩子往往年龄已偏大，丧失了最佳的治疗时机。在孩子 3 岁后能配合检查时，进行视力检查可及早发现视力异常，从而有机会及早进行干预、治疗。

弱视的原因是什么

人的视觉发育关键期是从出生到 8 岁，其中 3 岁以前更为关键。这个时期孩子眼部若出现异常，视觉最敏感的视网膜黄斑部便不能接受足够的视觉刺激，从而极易发生弱视。

根据引起弱视的原因，儿童弱视可分为斜视性弱视、屈光参差性弱视、屈光不正性弱视、形觉剥夺性弱视、先天性弱视等。斜视性弱视最为常见，好发于单眼恒定性斜视。

弱视的危害有哪些

一、形成斜视。由于双眼感光度降低，很多弱视患者极容易形成斜视，尤其是单眼弱视患者或者双眼弱视度数相差过大的患者。

二、视力永久低下。弱视会引发和加重视力下降，影响孩子眼睛的正常发育，甚至导致视力永久低下。

三、视功能受损。弱视会导致视功能多方受损，如可能导致扫视、调节、追踪、手眼协调、对比敏感度、空间辨别等视觉功能受损。

四、立体视丧失。弱视的患者可能发生立体视丧失，最直接的结果是看到的外界事物都在一个平面上，对于眼中看到的事物不能形成正确的判断，不能正确判断外界事物的远近，看到的外界事物是模糊的或者有重影等。

五、影响孩子的身心发育。因为看不清楚外界事物，孩子可能遭遇冷眼、嘲笑，心灵上会遭受较大冲击，长期下去容易形成孤僻、自闭、自卑的心理。这将严重影响孩子的心理健康、学习、生活等。

弱视，越早治疗效果越好

弱视的治疗效果和年龄、弱视的程度及类型密切相关，越早治疗效果越好。对于弱视的治疗应在孩子 8 岁之前，即在视功能未发育完全之前进行。若在孩子 8 岁后开始治疗，效果较差；在孩子 12 岁之后开始治疗，效果更差。因此，一旦发现孩子有弱视，应及早治疗。

如何治疗弱视

治疗弱视的方法很多，包括遮盖疗法、后像疗法、视刺激疗法、红色滤光片疗法、压抑疗法等。可改善弱视的训练方式也有很多，不同方式基本的训练方法也不同。对于单眼弱视或双眼视力相差较大的孩子，主要使用传统的遮盖疗法。

当然，弱视孩子的视力提高是一个缓慢的过程，遮盖治疗和相关视力训练都需要孩子耐心坚持，更需要家长耐心监督。此外，定期随访、复查也很重要。

从预防的角度来讲，家长也要注意，应尽早采取一些预防措施，以避免孩子患上弱视。比如，让孩子注意用眼卫生；阅读、书写时保持正确的坐姿；注意营养均衡，少吃含糖量高的食物，多食有益于视力健康的食物，如胡萝卜、玉米、南瓜等；多进行户外活动，增加体育锻炼，提高身体素质；等等。

什么是斜视

斜视是儿童常见眼病之一。斜视的发病率位居儿童眼病发病率第三位，仅次于屈光不正及弱视。斜视不仅影响孩子视力的发育、双眼视功能的建立，同时也可能影响孩子的形象。那么，究竟什么是斜视？斜视有哪些危害？孩子有斜视的情况该怎么办呢？

斜视的概念

通俗地讲，斜视是指眼位不正，即两眼不能同时聚焦。俗称的“对眼”就是斜视的一种类型。简单来说，斜视就是两只眼睛看东西的时候眼轴不平行，如一只眼睛在往前看，另一只眼睛在往别的方向看。

斜视的危害有哪些

斜视可导致视觉功能受损，引发弱视，所以斜视的患者极易发生弱视。更重要的是，斜视的患者没有融像功能和立体视觉，选择工作时会受限制，如不能从事驾驶、设计等工作。斜视性弱视是不能自愈的，一定要积极治疗。斜视也可能造成心理疾病，眼睛外观的异常可能造成儿童心理发育异常。孩子有斜视的情况容易自卑、内向、自我封闭，有的孩子因此可能会有社交障碍。

孩子斜视怎么办

如果发现孩子有明显的斜着眼或歪着头看东西等情况，一定要警惕，要及时带孩子到正规的医院进行检查，让专科医生来判断孩子是否有斜视及斜视类型，并给出适合孩子的矫正方法。

斜视可通过手术和非手术手段进行治疗。但不管是手术治疗还是非手术治疗，均应尽早治疗，并要定期复查。

对于和屈光不正有关的调节性斜视，需要戴合适的眼镜并配合视觉训练进行治疗。

对于度数不大的斜视，可以考虑通过视觉训练进行矫正。如果同时有屈光不正的情况，需要配戴眼镜。

对于度数较大的斜视以及麻痹性斜视，如果已经造成孩子丧失三级视功能，一般要进行手术治疗。

C H A P T E R T W O

第 二 章

近视有哪些危害

近视对日常生活的影响

近视后往往需要配戴近视眼镜来矫正视力，框架近视镜镜片为凹透镜，边缘厚、中心薄，外界物体经框架近视镜在视网膜上形成的物像较物体正常大小要小一些。近视度数越高，相应的近视镜镜片越厚、越重，外界物体在视网膜上所成的物像越小。对于高度近视患者来说，配戴厚厚的框架近视眼镜极为不便，不仅会压迫鼻梁，而且会导致戴镜视力不佳，从而影响生活质量。

配戴框架近视眼镜除了会影响中心视力，还可能影响周边视野，并且镜片越厚，对周边视野的影响越明显，比如会造成周边视野变形等。这也是很多高度或者超高度近视患者无法接受足矫镜片的原因。对于高度或者超高度近视患者来说，如果没有办法接受足矫镜片，欠矫状态会导致视力进一步下降。

因为不堪忍受近视的困扰，有些患者希望通过近视手术一劳永逸地解决问题。然而，近视手术并没有想象中那么简单。近视手术有相应的适应证和禁忌证，并非所有患者都适合手术，需要通过术前检查来评估眼部情况以最终确定是否能接受手术。一般的近视若没有得到好的控制，以致发展成为高度甚至超高度近视，往往不具备手术的相关条件。此外，即使具备手术条件，做了近视手术，如果不注意用眼卫生，也可能出现屈光回退，以至于又得戴眼镜了。在这种情况下，再次进行近视矫正手术的风险和难度会增加许多。

隐形眼镜是近视人群的另一种矫正视力的选择。尤其对于近视度数较高的人群，隐形眼镜可以显著改善视觉质量，满足很多患者在外观上的诉求。但是如果不正确配戴隐形眼镜，不注意镜片的护理和清洁，也会引发相关并发症，如干眼症、角膜上皮损伤等，甚至导致角膜炎以及严重的角膜感染。有一些女孩为了追求美观，会配戴美瞳。美瞳和普通隐形眼镜相比，镜片边缘透氧率更低，更容易导致相关的眼表副反应。

我们通常把近视度数大于 600 度的近视称为高度近视。

高度近视的人眼轴相对更长，视网膜相对更薄，医生一般不建议此类患者进行极限运动或者对眼球冲击性较强的运动，如跳水、跳伞、冲浪、蹦极等。对于那些富有冒险精神的人来说，这无疑是有些遗憾的。

高度近视的女性在怀孕后即将生产时，产科大夫会让她们去眼科门诊检查眼底情况，以确定她们是否可以顺产。因为顺产时随着宫缩，腹腔内部压力的增加可能会对眼底产生一定的影响。如果孕妇在产前的眼底检查中发现视网膜有较严重的病变，产科大夫可能会让她们择期剖宫产。

对学习、升学和就业的影响

孩子发生近视后，最初的表现很可能只是看不清黑板上的字，他们可能并不会认为这是什么大问题，尤其是年龄较小的孩子很少会主动告诉家长自己看不清黑板上的字。孩子只能通过老师上课时的口述来学习知识，长此以往，必然会影响学习。

除了因为视力下降导致课堂学习受限外，近视的孩子还经常合并双眼视觉功能异常，如调节功能减弱、聚散功能失调等，因而非常容易产生视疲劳，甚至出现不能持续性用眼，不愿意睁开眼，遇到强光刺激时眼睛有明显刺痛，眼球及周边常出现酸胀、疼痛、流泪等的情况。有的孩子还可能伴有颈椎部胀痛、头痛、偏头痛、头晕、乏力、注意力难以集中、记忆力减退等症状。这些症状因为没有特异性，家长很可能会认为孩子是在找借口逃避学习，并不会认为是孩子的眼部健康出了问题，从而不会引起重视。这些情况会显著降低孩子的学习效率，影响其学业。

即使家长及时发现孩子近视的事实，并给孩子配了眼镜进行矫正，但这就万事大吉了吗？殊不知，孩子戴了框架矫正眼镜后，在日常学习、生活中会遇到诸多不便。比如，冬天眼镜镜片非常容易起雾。当下，因为新冠肺炎疫情，孩子需要长期戴口罩，这种情况下眼镜镜片更容易被雾气遮挡。反复擦拭眼镜无疑会影响孩子听课、学习的效率。此外，配戴框架眼镜上体育课也非常不便。近视的孩子，如果不戴眼镜进行体育活动，可能遭遇各种危险，而戴着眼镜进行体育活动，可能发生眼镜滑落。孩子若戴着眼镜打篮球、踢足球，可能遭遇篮球、足球击碎眼镜镜片的情况，甚至可能伤到眼睛。因为上述问题，近视的孩子体育成绩很可能会受影响。

最重要的是，如果近视十分严重，孩子可能会在填报高考志愿选择专业时遇到一些问题。不仅如此，在很多选拔性考试中，有一部分专业对视力有明确要求，近视的孩子很可能因此而受到限制。孩子如果因为近视不能选择自己心仪的专业，或不能从事自己心仪的行业，这无疑是一种遗憾。

可能影响孩子未来的恋爱、婚姻，甚至下一代的健康

高度近视尤其是超高度近视，如果发展到一定程度，会导致眼底疾病以及相关并发症，甚至有致盲的风险。

近视眼镜是凹透镜。根据透镜的成像原理，近视眼镜的度数越高，外观上眼睛越显小。而且，配戴眼镜时间长了，太阳穴处会发生凹陷。这都有损个体的颜值。有些患者认为，戴隐形眼镜可以避免这些问题，其实并不是这样。青少年的近视大多是轴性近视，眼轴变长、眼球变大后，眼球会突出，形成我们常说的“金鱼眼”。临床工作中，我发现很多家长不能接受孩子配戴框架眼镜，他们认为配戴框架眼镜会让孩子的眼睛变成“金鱼眼”。实际上，“金鱼眼”只跟近视度数的高低有关，跟戴框架眼镜无关，和戴隐形眼镜也无关。

或许有人会问，那有没有相关的美容手术可以改善“金鱼眼”呢？很遗憾，对于近视引起的突眼，现在没有很好的美容手术可以矫正。有些曾有高度近视的人在自媒体平台分享自己做突眼改善手术的经历。作为医生，我告诉大家，目前能改善突眼的手术名为眼眶减压术，这种手术主要解决由甲亢引起的突眼，很少有医生会为无甲亢、只是单纯想改善眼睛外观的患者做这种手术。而且，这种手术的效果因人而异，需要审慎考虑。

另外，很多近视患者在看近处时不喜欢戴眼镜，觉得摘了眼镜看近处也能看清楚。我想说的是，摘下眼镜看近处并不意味着我们的眼睛不会动用调节。为了看清近距离目标，眼球使睫状肌收缩、晶状体变厚而增加全眼屈光力的现象叫作调节。双眼同时注视近处的物体时，必须同时向内转，这叫作集合。调节和集合是联动的。也就是说，看近处时，不动用调节就不会动用对应的调节性集合。

很多高度近视患者，往往在摘下眼镜后会出现比较明显的外斜视。这样的外斜视最开始可能只是隐斜视，只有医生做检查时才会发现。如果双眼集合功能越来越差，这样的斜视就会变严重，隐斜视就会发展成显斜视。斜视会严重影响形象，必要时需要通过斜视手术来矫正，而斜视术后也存在复发的风险。

因此，如果不及时控制，一般的近视发展成为高度或者超高度近视后，所带来的一系列负面影响甚至可能影响孩子未来的恋爱和婚姻，以及下一代的健康成长。

高度近视会导致哪些眼底疾病

高度近视发展到一定程度会变成病理性近视。病理性近视病程多为进行性，眼轴变长是主要的解剖病理特征。随着近视度数的加深，眼球的病理变化也会逐渐加重，可能导致一系列眼底疾病的发生。高度近视可能导致的比较常见的眼底疾病有以下几种。

飞蚊症

飞蚊症是一种常见的眼科症状。患者总感觉眼前有黑色漂浮物，在看白色物体时感觉更为明显。飞蚊症通常是由玻璃体变性引起的。玻璃体的混浊程度不同，飞蚊症患者感受到的漂浮物数量、大小不一样，所引发症状的严重程度也不尽相同。70% 的飞蚊症是由玻璃体后脱离和玻璃体液化引起的。玻璃体后脱离和玻璃体液化均为玻璃体年龄性改变，但是近视人群会更早出现这种情况。玻璃体后脱离不是视网膜脱离，本身不会严重影响视功能，但玻璃体后脱离的过程中如果牵拉视网膜的力量过强，可能会导致视网膜裂孔，从而导致视网膜脱离。需要注意的是，飞蚊症患者感觉眼前的漂浮物突然增多，或者出现频繁的闪光感，一定要重视，要尽快到眼科门诊进行相关检查。

视网膜变性、裂孔和脱离

随着近视度数增加，眼轴增长，视网膜变薄，可能发生视网膜变性。视网膜发生变性时，患者可能不会有任何感觉，只能通过眼底检查得到诊断。视网膜格子样和铺路石样变性常是发生视网膜裂孔和孔源性视网膜脱离的危险因素，具有一定的家族倾向性，其中三分之一到三分之二为双眼发病。眼部受到外伤或进行极限运动时，由于眼部压力的急剧变化，有可能导致视网膜风险事件的发生。还有一部分是无任何诱因的，即患者什么都没做，但视网膜变性区就发生破裂形成了视网膜裂孔。上面提到，玻璃体后脱离也可以导致视网膜裂孔。视网膜裂孔形成时，伴随玻璃体牵拉的加重，大多患者会有固定方位的闪光感，也有部分患者没有明显症状。

视网膜脱离即视网膜神经上皮层与色素上皮层的分离，是高度近视常见并发症之一，每10000人中约有1～2人会发生视网膜脱离。视网膜脱离可出现于各种程度的近视眼，但近视程度越高，发生这种情况的可能性越大。视网膜形成裂孔以后，玻璃体的液体成分可以通过裂孔进入视网膜下，引起视网膜脱离。视网膜脱离是无痛的，常见的表现有眼前突然出现许多漂浮物，眼前常出现闪光感、遮挡感，视物模糊等。

黄斑是视网膜上对光线最为敏感的区域，视网膜脱离累及黄斑时，会导致视物变形和明显的视力下降。一旦视网膜脱离累及黄斑，预后一般比较差，术后视力很可能不会提高，甚至会变得更差。

对于视网膜变性和视网膜裂孔，通常的治疗方法是眼底激光治疗，即用激光把视网膜变性区或者视网膜裂孔周边封闭，从而预防视网膜脱离。如果出现了视网膜脱离，一般需要手术治疗。视网膜脱离手术具有一定难度，而且术后视网膜再脱离的风险依旧存在。高度近视患者，一定要具备相关知识，定期进行眼底检查，发现问题后要尽早治疗。

脉络膜新生血管

脉络膜新生血管，顾名思义，就是眼底的脉络膜长了不该长的血管。高度近视是50岁以下脉络膜新生血管患者最常见的因素之一，62%的脉络膜新生血管都是由高度近视导致的。随着眼轴的增长，脉络膜新生血管发生的风险在不断提高。黄斑区视网膜下可形成脉络膜新生血管，视网膜下新生血管出现的早期，患者没有明显症状。新生血管逐渐扩张、渗漏、破裂出血，可导致视力减退、视物变形，甚至导致中心或旁中心暗点。如果症状反复发作，黄斑部将受到严重破坏，最终导致永久性视力障碍。

黄斑劈裂

黄斑劈裂就是在黄斑区视网膜的解剖层次间出现了裂开。这种裂开不是纵贯视网膜全层，而是沿着视网膜的某一个层面裂开。黄斑劈裂的发生有一个漫长的过程，目前认为黄斑劈裂的发生和持续性的玻璃体牵拉有关。只有在光学相干断层扫描（OCT）检查中，才能发现黄斑劈裂。黄斑劈裂可并发黄斑裂孔或视网膜脱离。

早期黄斑劈裂患者一般无症状，随着病变发展，患者会出现视物漂浮感、视力下降、视物变形、视野缺损等症状。目前针对黄斑劈裂的手术主要适用人群是中心视力明显下降，同时伴有黄斑裂孔、视网膜脱离的患者，但在手术指征、时机、方式等重要问题上仍存在争议。

黄斑裂孔

黄斑裂孔就是黄斑区视网膜神经上皮层出现撕裂，形成了一个裂孔。这个裂孔如果是部分撕裂，叫作板层裂孔；如果是全层撕裂，则叫作全层裂孔。黄斑裂孔是严重威胁近视患者视力的重要并发症之一，如果同时出现相关性视网膜脱离，可能导致眼视功能丧失。黄斑裂孔并非近视眼特有，也可能出现在无近视人群中。

黄斑裂孔患者在早期可能没有视力下降的症状，但是随着病情发展，会逐渐出现中心视力下降、视物变形等症状。黄斑裂孔严重影响视力时需手术治疗，但手术目的以尽可能恢复黄斑区正常解剖形态为主，能否恢复视力取决于后期的恢复程度。

高度近视会导致哪些眼前节疾病

这些年，随着眼部健康知识的普及，很多人都有了高度近视需要定期检查眼底的意识。需要提醒的是，高度近视不仅对眼底有伤害，还容易伴发一些眼前节疾病，如角膜炎、角膜穿孔、青光眼、白内障等。

青光眼

研究表明，非近视人群的青光眼发病率为 1.5%；近视患者的青光眼发病率为 4.2% ~ 4.4%，是正常人的 2 ~ 3 倍，而高度近视患者原发性开角型青光眼的发病率是正常人的 6 倍。

为什么近视和青光眼有关系呢？既往分子遗传学研究发现，高度近视和青光眼的发生可能和相关基因有关，高度近视与青光眼也可以互为因果。青光眼的高眼压会使眼轴变长，从而加重近视的发展。而高度近视引起的后巩膜扩张，会使巩膜纤维疏松交织状态变少，产生葡萄肿，从而导致眼底视神经筛板薄弱。这样一来，相同眼压下，近视度数高的人视神经更容易萎缩，且进展速度更快。同时，高度近视会对巩膜造成影响，导致房水流出受阻、眼压升高，同时也会增加患青光眼的风险。

另外，不得不说的是，在高度近视人群中，青光眼的漏诊率较高。第一个主要原因是患者不自知。高度近视者由于视力较差，对出现的轻微视力下降容易忽视，直到视力下降到一定程度才可能察觉到，从而错过早期诊断及治疗的最佳时机。第二个原因是医生判断难。伴有眼底疾病的高度近视患者，可能会发生周边视野缺损，这与青光眼导致的视野缺损有些相似，对于这两种情况的区分有一定难度。第三个原因是高度近视患者的青光眼也可能是正常眼压型青光眼。这一类青光眼患者眼压不高，早期筛查难度大，患者通常在出现严重视野缺损时才会就医。这样的青光眼治疗效果不佳，预后较差。

因此，对于高度近视的人来说，一定要定期到眼科进行各项检查，及时排查可能出现的视神经损害，并尽早治疗。

白内障

高度近视患者通常比正常人群更早发生白内障，因为高度近视患者眼轴更长，晶状体的营养供给和代谢因此会受到影响。高度近视引起的白内障多为核性白内障，是晶状体的核心发生混浊导致的。核性白内障会让患者的屈光状态发生改变。换句话说，一般高度近视患者患上白内障的最初表现可能是近视度数迅速增加，眼轴增长并不严重，看远处越来越不清晰，然后才是视力的明显下降。有些患者甚至在出现核性白内障后会沾沾自喜，因为原本的花眼症状消失了。殊不知，这正是核性白内障的典型表现。

白内障的治疗方式主要是手术治疗，一般来说术后效果比较好。而且，现在白内障手术的新理念是手术同时进行屈光矫正，这可以降低近视度数。但高度近视患者的白内障手术难度较普通患者更大，术后发生人工晶体脱位、视网膜脱离、黄斑水肿的可能性也比普通患者更大。

总之，如果不尽早控制近视，就相当于在眼睛处埋下了一颗定时炸弹，眼部健康时时刻刻都会受到威胁。因此，近视防控必须受到重视。

C H A P T E R T H R E E

第 三 章

如何预防近视的发生

近视发病越早，带来的问题越严重

近视并非天生。儿童视觉发育的过程是以远视为起点的正视化过程，该过程中的远视为生理性远视，也就是我们常说的远视储备（往往在 + 2.00D ～ + 3.00D）。远视储备随年龄的增长而逐年下降，并且是不可逆的。正视化过程一旦过早结束，孩子往往容易往近视的方向发展。孩子眼睛的生长速度与身体的生长速度一般是同步的，这也就意味着孩子近视的情况在 6 ～ 14 岁发展最快，随后发展会减慢并一直持续到成年。在中国，这个成年的时间节点往往是 18 岁，而在欧美国家这个时间节点一般是 22 岁。

据统计，近视患者发病年龄越小，成年后近视越严重。对孩子来讲，近视的发病风险从学龄前开始逐渐增加，通常在 9 ～ 12 岁达到顶峰。有学者发现，与 10 岁以上发生近视的儿童相比，7 岁以下发生近视的儿童将来会出现更高的近视度数。而且，近视发病年龄和近视进展持续时间是青少年日后是否会发生高度近视的重要预测指标。

如前所述，高度近视可能带来一系列并发症，如开角型青光眼、脉络膜萎缩、视网膜劈裂、脉络膜新生血管、后巩膜葡萄肿、视网膜脱离等，由此带来的眼底病理改变会使患者视力受损、视觉质量下降，甚至失明。此外，早发性近视（12 岁之前发生的近视）所带来的遗传风险往往更高。

当前我国近视低龄化趋势越来越严重，防止近视的低龄化发展已经成为当今近视防控任务的重中之重。

儿童青少年近视的致病因素有哪些

遗传因素

近视是角膜、晶状体的屈光力和眼轴长度不匹配导致的。围绕近视有关的一些问题，比如近视发生的机制、近视能否治愈、如何有效控制近视等，目前仍没有明确的答案，甚至对于“近视是由遗传主导还是环境主导”，也存在争议。

1962 年，一位英国眼科教授认为，近视主要起源于遗传。他在针对双胞胎的研究中发现，与异卵双胞胎相比，同卵双胞胎在近视遗传方面表现出了较高的一致性。自此，同卵双胞胎近视的高遗传性成为遗传主导近视最有力的证据。一些家族性研究也表明，近视有遗传倾向。在一项针对一群高加索儿童的研究中发现，父母双方均有近视或一方有近视，那么他们的孩子远视储备相对更少，患近视的风险也相对更高。而且，有近视家族史的孩子，其眼轴相比无近视家族史的孩子更长，生长速度也更快。此外，相关的动物实验表明，敲除特定基因的小鼠眼轴更长，屈光度相对向近视偏移。

然而，随着相关研究的增多，“遗传是近视的主要成因”这一说法越来越站不住脚。首先，人们发现针对近视的双胞胎的研究有很大的局限性。这样的研究是基于假设同卵双胞胎和异卵双胞胎一直生活在同一个环境，事实上这种情况并不绝对存在。而且，针对因纽特人和爱斯基摩人的近视的研究发现，父母和后代之间的屈光度几乎没有相关性，但兄弟姐妹之间的屈光度高度相关。

近几年，近视发生率急速上升，这让越来越多的人怀疑遗传在近视中是不是真的起着主导性作用。目前，虽然有研究者确实发现了超过 25 个与近视有关的基因，但大多数这方面的遗传关联性研究都是针对高度近视（包括早发性高度近视）以及伴有遗传性眼病或其他遗传性疾病的近视。也就是说，即便遗传因素并不是近视的主要致病因素，但是高度近视的遗传效应还是值得关注的。

环境因素

如前所述，现如今并没有任何证据表明遗传效应在近视的致病原因中具有主导地位，而且由于近视流行率的大幅增加，许多近视遗传学家越来越认为环境因素对于近视的发病起着主要作用。

比如，人们在动物研究中发现，给刚出生不久的动物（如恒河猴、树鼩、豚鼠、雏鸡、小鼠等）进行眼睑缝合术、配戴半透明眼罩或负透镜，会导致眼轴和屈光状态的补偿性近视变化。同时，人们也观察到，婴儿时期的形觉剥夺（即由于眼部疾病或不适当的遮盖，导致外界光线不能完全进入眼内）也会使眼轴异常增长，从而发生轴性近视。毫无疑问，这些近视是环境因素引起的。

在大量探索环境因素对近视的影响的研究中，人们发现，教育和户外活动的时间与近视的发生和发展具有强相关性。早期的研究发现，在正统犹太学校就读的以色列男孩，相比他们的兄弟姐妹和在其他学校就读的学生，近视患病率非常高。而当年正统犹太学校的特点就是要求学生长时间近距离用眼阅读、书写。

不仅是儿童期，成年早期过多近距离用眼，也会增加近视的发病风险。放眼我们周围的人，不难发现，教育程度、经济状况、智力水平不同，近视发生率也大不相同。究其原因，可能是受教育程度越高、经济状况越好、智商水平越高的人群需要伏案工作的时间越长，因而他们的眼睛负担很重。除了教育和经济因素外，居住环境的绿化水平、空气污染情况等也与近视有关。

现在，人们高强度、近距离用眼的情况越来越多，除了要书写、阅读，还可能长时间面对电子产品、玩玩具、弹钢琴、下围棋等。长时间高强度、近距离用眼，一般是指距离目标物小于33厘米、时间超过30分钟的用眼。研究发现，眼睛距离书本大于30厘米、连续阅读30分钟休息一次的学生，发生近视的机会以及近视进一步发展的风险会减少。

对近视来讲，户外活动是除了近距离用眼以外另一个重要的环境因素。户外活动对于近视的影响主要基于光照强度和户外活动时间两个因素。晴天户外日间光强约为130000lux（lux即勒克斯，照度单位），阴天户外日间光强约为15000lux，明显大于室内人工照明光强(100lux ～ 500lux)。相关动物实验证实，在一定范围内增加光照强度，能降低实验诱导性近视的发生率，且能延缓近视的进展。一些研究表明，儿童有足够的户外活动时间，可从一定程度上预防近视的发生。比如，每天户外慢跑 30 分钟可延缓近视进展，每天增加 20 分钟户外活动时间能降低 4.8% 的近视发病率，每周超过 11 小时的户外活动对防控近视有积极作用，等等。然而，可惜的是，2020 年的一项针对中国儿童的调查发现，37.5% 的中国儿童每天的户外活动时间少于 1 小时，这样的户外活动时间对防控近视来讲显然是不够的。

此外，光照节律和近视也存在一定关系。光照周期的改变，会影响人体生物钟、生长发育节律、激素分泌等。调查发现，2 岁儿童的入睡时间以及睡眠长度与近视相关，较晚入睡会增加儿童近视的发生风险。关于季节的相关性研究发现，夏季眼轴增长速度明显低于冬季，这可能是因为夏天光照条件更好。人们还调查了居住在北极圈的人的近视发生率，发现他们的近视发生率要高于其他地区的人。由于北极圈有极昼、极夜现象，这提示光照明暗周期的变化对眼部发育会产生一定的影响。

除了以上所说的环境因素，不良的用眼习惯，比如躺着看书、在昏暗的灯光下看书、在晃动的汽车中看书等，以及不规范的书写姿势，比如歪着头写字、趴着写字、握笔姿势不正确等，都会使眼睛过度调节，从而更容易使人产生视疲劳。时间久了，眼睛长期无法放松，便没有充足的调节力备用，从而会逐渐形成假性近视，甚至形成真性近视。

饮食因素

饮食不均衡也可能诱发近视。有学者调查研究了黑龙江省佳木斯地区青少年生活饮食习惯与近视的关系，发现挑食、爱吃甜食、不爱吃粗粮和胡萝卜的青少年视力异常率较高。有人对上海市嘉定区 795 名初中生和高中生进行了为期七天的日常饮食调查，发现学生不合理饮食问题较明显，视力正常组的学生 7 天内未喝碳酸饮料、未吃油炸食物、每天吃蔬菜、每天吃新鲜水果的报告率显著高于近视组学生。

也有研究发现，近视的学生体内铜、锌等微量元素含量偏高，而钙含量偏低。微量元素的缺乏可能导致眼组织结构异常、视功能下降，这都是诱发近视的危险因素。这提示我们，日常膳食也是青少年近视防控工作中需要重点关注的内容之一。

最新的研究发现，膳食中的 Omega-3 多不饱和脂肪酸

（ω-3PUFA）对防控近视有积极作用。口服 ω-3PUFA 可部分缓解近距离用眼引起的不适。Omega-3 富含于深海鱼类和海藻中。此外，红葡萄酒和其他葡萄产品的关键成分——白藜芦醇，也被证明对近视防控有积极作用。研究发现，白藜芦醇可以通过阻断相关信号通路来抑制炎症发展，从而改善近视的发展。由此可见，青少年多吃富含白藜芦醇的豆芽菜，有可能在一定程度上抑制近视的发生和发展。

如何预防和延缓孩子近视的发生

近视一旦发生，往往是不可逆的。而且，我们所熟知的控制近视的“三板斧”——角膜塑形镜、功能眼镜（包括离焦镜、双光镜、渐变镜等）和低浓度阿托品，虽然对近视的发生和发展有一定的抑制作用，但终究只是光学、药物辅助手段，不可以将近视防控的希望全部寄托在这些手段上。

在临床上，有些青少年即便用上了所有已知的对近视有一定控制作用的措施，依然达不到预期效果。这就提醒我们，提及近视防控时，应该首先把目标放在预防上，要十分注重预防和延缓近视的发生，而不是等孩子已经出现了视力下降，再去医院做检查，寻求控制近视的手段。所以，尚未发生近视的儿童是预防近视最主要的人群。那么，家长应如何关注孩子眼睛的屈光发展和变化，如何预防和延缓孩子近视的发生呢?

从孩子 3 岁起，为其建立屈光发育档案

首先，家长要明白一个概念，孩子的视力是随着年龄增长而逐渐发育、完善的，这一过程就是所谓的正视化过程。婴幼儿的眼球生长速度较快，所以 0 ～ 6 岁是近视预防的关键期。

在正常的情况下，3 岁的孩子视力一般可以达到 4.7 ～ 4.8（或 0.5 ～ 0.6），远视储备大概在 + 2.50D ～ + 3.00D；4 ～ 5 岁的孩子视力能达到 4.8 ～ 4.9（或者 0.6 ～ 0.8），远视储备大概在 + 2.00D ～ + 2.50D；6 ～ 8 岁的孩子视力一般在 4.9 ～ 5.0（或者 0.8 ～ 1.0），远视储备在 + 1.25D 左右。通常 7 岁以上的孩子视力应该不低于 1.0。

所以，建议从孩子 3 岁开始，家长要定期带孩子到专业的眼科医院或视光中心检查视力，建立屈光发育档案。屈光发育档案的内容应包括孩子的年龄、身高、裸眼视力、显然验光结果（即不需要散瞳的验光，如有散瞳验光更好）、眼轴长度、角膜曲率等。

家长远离关于视力问题的误区

在门诊中，我常发现家长在孩子的视力问题上存在一些误区。比如，孩子视力达到 0.8 ~ 1.0，很多家长便认为孩子眼睛的屈光状态非常好，从而忽略了远视储备是否充足的问题。殊不知，远视储备的异常减少、正视化速度的加快，可能都在提示孩子存在发生近视的危险因素。所以，孩子当下的视力好坏虽然重要，但这并不是评判孩子屈光状态的绝对标准，一定要结合眼轴的发展和每次验光的情况综合考虑。

此外，很多家长对眼轴的认识也存在误区，比如很多家长认为眼轴有绝对标准。实际上，眼轴并没有与年龄对应的所谓“正常值”或“标准值”，只有一个参考区间。正常来讲，6 岁儿童眼轴长度的参考区间为 20.93mm ~ 23.98mm，其跨度超过 3mm；15 岁儿童眼轴长度的参考区间为 22.10mm ~ 24.68mm，跨度为 2.58mm。这是因为眼轴和角膜曲率存在动态的匹配关系。角膜曲率大的孩子往往眼轴较短，相反角膜曲率小的孩子往往眼轴偏长，这是眼睛为了让外界物体的物像能准确落在视网膜上而产生的代偿机制导致的。每个孩子的角膜曲率都不同，而角膜曲率的数值是天生的。这也就解释了为什么有些孩子的眼轴比同龄人要长很多，但还有远视储备。

当然，我在门诊中也遇到过很多非常关心孩子屈光状态的家长，他们一进诊室就要求给孩子检查远视储备。那么，远视储备究竟有哪些检查流程呢？通常，对于一个视力发育正常的孩子，一个有经验的眼科大夫会结合他的眼轴、角膜曲率、显然验光甚至电脑验光结果，大致估算他的远视储备水平。如果家长想知道孩子远视储备的准确值，仅仅进行显然验光和眼轴测量是不够的，散瞳验光才是检测远视储备的“金标准”。

保证充足的户外活动是预防近视最有效的措施

学龄期的孩子，每天至少应保证户外活动 2 小时（课间至少 1 小时，课后至少 1 小时），每周至少应保证户外活动 10 ～ 14 小时。3 岁以下的孩子，每天也要保证不少于 2 小时的户外活动。一些研究还认为，间断性的户外活动相比持续性的户外活动对近视的防控效果更好，这一现象在动物实验中也得到证实。所以，应该多鼓励孩子课间走出教室、积极参加体育锻炼，让孩子每周参加中等强度体育活动 3 次以上。

让孩子养成良好的用眼习惯

家长和学校应该督促孩子养成健康的用眼习惯，之前讲到的“一尺、一拳、一寸”的读写姿势、“20–20–20”的用眼原则都是很好的用眼习惯。当前，电子产品十分流行，手机、电脑、电视机、投影仪、游戏机、平板电脑等充斥着孩子生活的方方面面，合理使用电子产品也是近视防控的有效措施之一。家长应控制孩子使用电子产品的时长，孩子平均每天使用电子产品的总时长不宜超过1小时。同时，也要严格控制孩子连续使用电子产品的时间，教育部建议儿童每次连续使用电子产品的时间不宜超过20分钟。

在上网课的时候，孩子难免会用到电子产品，那我们要怎么保护孩子的视力呢？首先要在有条件的情况下尽量选择屏幕较大的电子产品，可以按照大屏幕电视、投影仪、电脑、平板电脑、手机等这样的顺序选。最好将课程投影到大一点的屏幕上，这样孩子才有可能远距离（至少大于3米）观看，可避免近距离用眼。如果使用电脑，应确保眼睛离电脑屏幕的距离不小于50厘米（约一臂远），要让眼睛稍稍向下看，也就是让电脑屏幕的中心位置位于眼睛下方10厘米左右，这是为了防止眼表液体过快蒸发，避免产生干眼症状。如果使用电视，眼睛与电视屏幕的距离应在 3 米以上或应为电视屏幕对角线长度的 6 倍，电视屏幕中心点高度同样应略低于孩子坐着时眼睛的高度。此外，还应尽量选择屏幕分辨率较高的电子产品，以尽可能减少孩子眼部不适和疲劳。

上网课也应遵循“20–20–20 原则”。对小学阶段的孩子来讲，线上课程以每节课 20 分钟为宜，每天线上学习的时间应控制在 2.5 小时以内。对中学阶段的孩子来讲，线上课程以每节课 30 分钟为宜，每天线上学习的时间应控制在 4 小时以内。此外，每节课课后都要休息至少 10 ～ 15 分钟。

这里还要强调一点，使用电子产品时，屏幕亮度应以眼睛感觉舒适为宜，不要过亮或过暗。电子产品摆放位置应避开窗户和灯光的直射，屏幕应侧对窗户，以防止屏幕反光刺激眼睛。2 岁以下儿童应尽量避免操作各种电子产品。

为孩子提供良好的用眼环境

家长应为孩子提供良好的用眼环境。要将书桌摆放在窗户旁，使书桌长轴与窗户垂直。孩子白天看书、写字时，应让自然光线从写字手的对侧射入。孩子白天看书、写字时若光线不足，可在书桌上摆放台灯辅助照明，台灯的放置位置以写字手对侧正前方为宜。孩子晚上看书、写字时，要同时使用台灯和房间顶灯，并要正确放置台灯。家庭照明光源应采用三基色光源照明设备。关于光源色温的选择仍存在争议，较高的色温有利于近视防控，但对睡眠有一定影响。从防控近视的角度而言，家庭照明不宜使用裸灯，即不能直接使用灯管或灯泡，而应使用有灯罩保护的灯管或灯泡，以保护眼睛不受眩光影响。此外，还要避免书桌上放置玻璃板或其他容易产生眩光的物品。

家长在选择家用书桌、椅子时，应选择可调节的书桌、椅子，然后根据“坐于椅子或凳子上时，大腿应与小腿垂直，挺直背且上臂下垂时手肘应在桌面以下 3 ～ 4 厘米”的原则，调节桌椅高度。若桌椅不可以调节，应根据上述原则更换桌子或椅子。若桌子过高，应尽可能使用高一点的椅子，也可在脚下垫一个脚垫，以使脚能平放在脚垫上，从而使大腿与小腿保持垂直。若桌子或椅子过矮时，应将桌子或椅子垫高。

合理安排孩子每日的生活

每天应让孩子保证充足的睡眠，小学生每天应睡 10 小时，初中生每天应睡 9 小时，高中生每天应睡 8 小时。孩子居家学习时，应避免养成晚睡晚起等不良习惯，以减少对生物钟的干扰。

多数近视儿童喜欢吃零食，有挑食、偏食的习惯，这不利于近视的防控。还有，现在的孩子大都吃精制粮，喜欢吃快餐。殊不知，这些食品缺乏很多营养物质和微量元素，或是在制作过程中营养物质遭到破坏。长期保持这样的饮食习惯，不利于孩子的生长发育和视力发育。所以，务必注意营养均衡，要让孩子多吃绿色蔬菜、新鲜水果，同时少吃甜食。

高糖饮食被认为可能和近视的发生有关。这是因为甜食被人体消化后，会在血液中产生大量的酸性代谢物，它与血液中的钙镁离子结合之后会产生沉淀物，造成血钙下降。而缺钙、缺镁会使眼球壁的弹性降低，从而可能影响巩膜壁韧性，使眼轴变长。此外，甜食代谢过程中还会消耗大量维生素 B_1，人体缺乏维生素 B_1 可能会影响视神经的生长发育。

家长可以通过调节孩子的饮食来防控近视。可以让孩子多吃富含维生素 A 的食品，比如动物肝脏、蛋类、奶制品、深色果蔬（如西红柿、胡萝卜、南瓜、油菜、菠菜、茼蒿等）等，必要时可适量补充维生素 A 和叶黄素。还要多吃含铬食品，比如豆类、海产品、动物肝脏、瘦肉等。因为铬是人体必需的微量元素之一，体内缺铬时，胰岛素功能会明显下降，从而可使血糖升高，影响血液渗透压的改变，进而影响晶状体和眼房水的渗透压，使晶状体变凸。这样一来，随着屈光度的增大，时间一久，极易形成近视。另外，还要控制孩子的体重。有研究表明，肥胖会导致高血清胰岛素水平，从而增加近视发生的风险。

合理使用低浓度阿托品滴眼液

目前，低浓度阿托品滴眼液已被证明对控制近视的发生和发展有明显的作用，但临床上很少会把低浓度阿托品用在尚未发生近视的儿童身上。原因有以下两点：第一，低浓度阿托品抑制近视进展的长期临床疗效和并发症等，需进一步研究；第二，低浓度阿托品可能会影响孩子眼睛的调节功能。

远视储备快速消失的低龄儿童为近视的危险人群，临床医生可能会让他们提前使用低浓度阿托品以控制眼轴生长。对于未发生以上情况的正常儿童，使用低浓度阿托品不是首选预防手段。对于正常儿童来说，加强户外活动、减少近距离用眼、定期进行屈光检查才是最重要的。

不同年龄段孩子要采取不同的防控措施

近视是世界范围的高发疾病，我国是近视发病情况较为严重的国家，我国儿童青少年近视发病率和患病人数均高居世界前列。2018 年 8 月，教育部、国家卫生健康委员会等八部门联合印发《综合防控儿童青少年近视实施方案》（以下简称《方案》），近视防控上升为国家战略。《方案》提出，到 2023 年，力争实现全国儿童青少年总体近视率在 2018 年的基础上每年降低 0.5 个百分点以上，近视高发省份每年降低 1 个百分点以上。

儿童青少年近视防控是一个大工程，需要多方合作与配合。比如，医疗卫生机构要重点关注 0 ～ 6 岁儿童、中小学生、高度近视儿童三类重点人群，为建立屈光发育档案、诊断治疗和健康教育提供专业支撑；学校要减轻学生的学业负担，加强校区健康标准措施落实（如桌子、椅子、采光、照明等），加强近视防控科普宣传，增加学生在校户外活动时间等；学生本人应该提升“自己才是自身健康的第一责任人”的意识，养成良好的用眼习惯，认真做眼保健操，保持正确的读写姿势，积极参加体育锻炼和户外活动，养成良好生活习惯（如不熬夜、少吃糖、不挑食等），自觉减少电子产品的使用；作为监护人，家长应该做好对孩子的督促，日常多留意孩子的眼部健康，及早发现孩子的近视征兆，并及时带孩子做相关检查。

总的来讲，近视防控有两个关键期，一个是 0 ~ 6 岁的视觉发育期，一个是中小学阶段的视觉成熟期。在这两个关键期，家长应该积极关注孩子的眼睛健康状况。如果孩子看东西时经常眯眼、皱眉头，抱怨看不清黑板或白板上的字，经常抄错课堂笔记，频繁眨眼，经常揉眼睛，看东西时习惯凑很近去看，常斜着眼视物，常用手用力拉扯眼角皮肤，常有眼睛疲劳、干涩、酸胀、异物感、畏光等且休息一段时间后没有缓解，家长应该提高警惕，及时带孩子就医，因为这些症状都可能是孩子发生近视的征兆。对于近视，一定要早发现、早诊断、早干预、早治疗。家长一旦发现孩子有发生近视的可能，一定要带孩子去正规眼科医院或正规眼视光中心做检查，而不是带孩子去眼镜店随便配一副眼镜。现在，很多所谓的视力防控机构并不专业，其中有些可能无法正确诊断孩子的屈光状态，也无法提供专业的防控手段，从而可能使孩子错过近视防控的关键期。

0 ～ 18 岁的孩子，在不同年龄阶段有不同的生长发育特点，因此近视防控的侧重点在各个年龄阶段并不一样。2021年，教育部发布了《学前、小学、中学等不同学段近视防控指引》(以下简称《指引》)。《指引》分为学前、小学、中学三部分，重在明确不同年龄段儿童的近视防控要点，增加儿童的近视防控意识。

学前阶段（0 ~ 6 周岁）近视防控要点

一般来讲，孩子刚出生时双眼处于远视状态。0 ~ 6 周岁阶段，孩子的视觉系统处于从“远视”向“正视”快速发展的关键阶段，此阶段的近视防控应注意以下几点。

保证充足的户外活动

0 ~ 6 周岁是早期近视防控的关键期。充足的户外活动能有效预防近视和控制近视。相关研究发现，如果每天保证充足的户外活动，即使已经发生近视的孩子，也能出现一定程度的视力好转。幼儿园老师或家长应鼓励孩子多参加以玩乐为主的户外活动或简单的体育运动，保证孩子每日户外活动至少 2 小时。户外活动中应预防晒伤和其他意外伤害。

严控电子产品的使用

在 0 ～ 6 岁儿童眼睛发育的关键期，过多接触电子产品可能会对眼睛造成不可逆的损伤。0 ～ 3 岁孩子应禁用手机、电脑等电子产品，3 ～ 6 岁孩子应尽量少接触和使用手机、电脑等电子产品。托幼机构应尽量少使用电子屏教学。

避免提前教育

学龄前孩子不宜长时间读写。应避免过早施加学习压力，更要主动远离幼儿园小学化的教育模式，让幼儿快乐成长，充分使用各种感官探索和体验世界。0 ～ 6 岁儿童在近距离注视时，眼睛距离目标物应保持在 50 厘米以上。学习钢琴等乐器的孩子，每次连续练习时间不宜超过 20 分钟，而且琴谱字号要大一些，练琴的环境光照条件要合适。

保证充足的睡眠和均衡的营养

0 ～ 6 岁孩子的营养摄入和睡眠质量与成年后的身体素质息息相关，要让孩子从小养成规律、健康的生活习惯。这个阶段的孩子每天应保证充足的睡眠（10 小时以上），还要注意膳食营养均衡，多吃水果、蔬菜，少吃甜食、油炸食品。

尽早关注眼健康，建立屈光发育档案

家长要时刻关注 0 ~ 6 岁孩子的眼健康。在孩子新生儿期就要主动进行视力筛查。之后，及时为孩子建立屈光发育档案。孩子 3 岁后，要定期监测孩子的视力和屈光发育情况，发现异常应及时带孩子就诊。家长在家可通过视力表对孩子进行视力检测，以真正做到早监测、早发现、早干预、早治疗。

小学阶段（6 ~ 12 周岁）近视防控要点

小学低年级阶段，孩子需要适应环境和角色的改变。这期间，近视防控应以养成良好习惯为主，家长要随时关注孩子的视力与屈光发育情况，预防近视的发生。小学高年级阶段，更要注意用眼卫生，把近视防控与素质教育结合起来，科学防控近视的发生和发展。

多参加户外活动，尤其是体育活动

学校应为孩子营造良好的体育运动氛围，创造各种条件让孩子多参加户外活动，尤其应鼓励孩子在课间休息时间和上体育课时到室外活动。家长也应多带孩子参加户外活动，每日应保证孩子户外活动至少 2 小时。小学低年级学生应注重运动习惯的养成，把体育运动当成兴趣爱好。小学高年级学生可多参加有氧运动。在户外活动中应预防晒伤和其他意外伤害。

保证正确的用眼姿势和科学的用眼环境

学习环境的采光照明对于防控近视十分重要，学习场所要保证充分的照明。小学低年级阶段是养成正确的阅读、书写姿势的关键时期，一定要督促孩子采用标准的读写姿势，尽量做到书本离眼睛一尺、胸口离桌一拳、握笔手指离笔尖一寸。学校和家长应严格训练孩子的读写姿势，及时纠正孩子的错误姿势和不良的用眼习惯。

严控电子产品使用时长，避免过重课外负担

小学生应严格控制视屏类电子产品的使用时长。学校应谨慎开展线上教学，尽量不布置线上作业。家长应配合学校切实减轻孩子的课业负担，减少课外培训尤其是线上课外培训，切勿忽视孩子的兴趣和视力健康，盲目为孩子报各种培训班。

选择优质的阅读材料

为孩子选阅读材料时，阅读材料文字字号不宜过小，最

好选择哑光纸读物。小学低年级孩子的阅读材料尤其要以字大、图多为宜，小学高年级孩子的阅读材料字号也不宜过小。

注意劳逸结合，科学用眼

小学生应控制持续阅读和书写的时间。小学低年级孩子每次连续读写不宜超过 20 分钟，小学高年级孩子每次连续读写不宜超过 30 分钟。课间休息时，应走出教室适当进行户外活动或远眺，以缓解眼疲劳。

均衡膳食，规律作息

家长要督促孩子养成规律、健康的生活习惯，每天保证充足睡眠（10 小时以上），注意营养均衡，多吃水果、蔬菜，少吃甜食、油炸食品。

定期检查视力，发现问题，及时干预

学校和家长应重视定期的视力检查，小学生每年应进行 2 ~ 4 次视力检查。学校若发现视力出现异常的学生，应及时提醒家长带孩子前往正规的医疗机构做进一步检查。

不可乱投医，务必选择正规医疗机构

孩子发生近视后，不可病急乱投医，不要迷信近视可治愈的虚假广告，应到正规的医疗机构就诊，并遵从医嘱进行科学干预和矫正。

中学阶段（12 ~ 18 周岁）近视防控要点

中学阶段，孩子进入青春期，有了独立自主意识，这时的近视防控需要孩子的主动参与和多方支持。初中阶段，绝大多数学生都已发生近视，这时应以控为主，要加强体育锻炼，防止近视进展过快。高中阶段，孩子的身体逐渐接近成年水平，有很大的学业压力，应平衡好学习与生活，坚持控制近视，避免近视发展为高度近视。已发生高度近视的学生，要重视防控与近视相关的各种并发症。

主动学习眼科知识，正确认识眼健康

引导孩子树立“每个人是自身健康的第一责任人”的意识，让孩子主动学习并掌握科学用眼、护眼等健康知识。让孩子积极关注自身视力状况，一旦发现视力发生明显变化，要及时告知家长，并尽早到专业眼科医疗机构检查、治疗。高度近视的学生，一旦出现眼前黑点增多或者眼前“闪白光”的情况，要及时到医院就诊，以避免发生视网膜脱离，导致不可逆的视功能损害。

劳逸结合很关键，科学用眼是重点

中学生学业压力递增，应注意劳逸结合，保持心情舒畅。在校期间，应把握好课间休息时间和体育课的时间，多远眺或到户外活动。课余和周末也要尽量多参加户外活动，尤其要积极参加体育运动，及时缓解压力。要牢记“20—20—20 原则”，每近距离用眼 20 分钟，远眺 20 英尺（约 6 米）外的物体 20 秒钟，以放松眼睛。中学生应控制持续阅读和书写的时间，每次连续读写尽量不超过 40 分钟。平时尽量选择字号大小合适的纸质读物，阅读材料的纸最好不要有反光。

采光照明莫大意，学习环境严把关

阅读书写的环境很重要，要保证充足、合理的照明。光线不足时，可通过台灯辅助照明，台灯的摆放位置要合理。为保证正确的读写姿势，要选择高度合适的桌椅。

合理使用电子产品

中学生要自觉控制视屏类电子产品的使用时长，减少非学习目的的电子产品使用时间。使用视屏类电子产品时，尽量选择大尺寸屏幕，注视观看距离应保持在50厘米以上。

每日保证营养均衡、睡眠充足

中学生应养成规律、健康的生活习惯，每天保证8～9小时睡眠，注意营养均衡，强调食物多样性，多吃水果、蔬菜，少吃甜食、油炸食品。

近视普查应重视，高度近视要防范

中学生应重视学校开展的近视普查，及时查阅检查结果，一旦发现视力异常或上课时看不清楚黑板上的字，应尽早告知家长，并及时前往医院做进一步检查。初中生每年应进行2～4次眼部检查。高中生近视患病率明显增加，戴镜矫正后应定期复查，尽量每3～6个月复查一次，以控制近视度数增长，避免发展为高度近视。

矫正方法要科学，虚假广告莫轻信

目前还没有有效的可逆转近视的药物或保健产品。孩子一旦发生近视，家长应及时带孩子到正规的医疗机构就诊，进行科学矫正，切不可病急乱投医，迷信近视可治愈的虚假广告。

C H A P T E R F O U R

第四章

近视相关检查基本常识

散瞳验光是怎么回事

什么是散瞳验光

散瞳验光在医学上被称为睫状肌麻痹验光，是指在验光前使用可麻痹睫状肌的药物，使睫状肌放松，从而使眼部调节放松，以便客观地检测眼睛的屈光性质与程度。由于在这个过程中会出现瞳孔散大的现象，因此睫状肌麻痹验光也被称为“散瞳验光”。

儿童青少年眼睫状肌调节能力很强，而调节作用可使晶状体变凸、屈光力增强，从而易导致调节紧张型“假性”近视。如果不进行散瞳验光，则不能消除过度调节作用对验光结果的影响，难以区分假性近视与真性近视，可能会导致验光结果相较现实情况远视度数过低或近视度数过高。使用睫状肌麻痹剂后，眼的调节功能被麻痹或很弱，这时所得到的检影验光或自动验光仪检查结果相对准确。但是调节是有张力的，在小瞳孔状态，也即在睫状肌麻痹消除后，往往需要在验光结果的基础上加上额外的度数（一般为–0.25D至–0.75D）才是真正符合患儿眼屈光状态的验光结果。所以，散瞳验光后，还需要患儿试镜复验，然后才能给予配镜处方。

什么是慢散、中散和快散

临床常用的睫状肌麻痹药物有1%硫酸阿托品眼用凝胶、1%盐酸环喷托酯滴眼液和0.5%复方托吡卡胺滴眼液。1%硫酸阿托品眼用凝胶睫状肌麻痹效果最强、持续时间久；适用于6岁以下初诊儿童，或者远视、斜视儿童；使用方法为每天用2次或3次，连续用3天，此即家长们常说的“慢散”。1%盐酸环喷托酯滴眼液睫状肌麻痹效果仅次于1%硫酸阿托品眼用凝胶，但作用时间较短；适用于6～12岁儿童，可作为替代品用于无法使用1%硫酸阿托品眼用凝胶的儿童；使用方法为5分钟用一次，连续用3次，用完最后一次35分钟后验光，此即家长们常说的“中散”。0.5%复方托吡卡胺滴眼液睫状肌麻痹效果比上述两者都差；适用于中小学阶段的近视儿童；使用方法为5分钟一次，连续用3～6次，用完最后一次后25分钟左右验光，此即家长们常说的“快散”。

什么情况下需要散瞳验光

散瞳验光是国际公认的诊断真实屈光状态的“金标准”。建议12岁以下，尤其是初次验光的儿童，或有远视、斜视、弱视、散光等情况的儿童，进行散瞳验光。确诊近视需要配戴眼镜的儿童，需要定期验光复查。

散瞳对孩子眼睛有伤害吗

有些家长比较关心散瞳验光的副作用，在此做一些说明。使用1%硫酸阿托品眼用凝胶后，患者可能出现皮肤潮红、口干、发热、恶心、呕吐等全身症状，散大瞳孔后数周内甚至都有畏光、视近模糊等症状。用药后按压泪囊部位2～5分钟，有助于减轻全身反应。使用1%盐酸环喷托酯滴眼液散大瞳孔后，患者往往3天内有畏光、视近模糊等症状。使用0.5%复方托吡卡胺滴眼液散大瞳孔后6～8小时内，患者会有畏光、视近模糊等症状。

在做散瞳验光时，医生会根据年龄选择合适的睫状肌麻痹剂。即便孩子存在一些不良反应，家长也不必对散瞳验光的副作用过度担忧。需要指出的是，1% 盐酸环喷托酯滴眼液在极少数儿童身上会引起罕见的一过性、暂时性精神障碍甚至脊髓抑制，孩子可表现出胡言乱语、时空混淆、暂时性异食癖等症状。孩子若出现此类罕见症状，需看护好孩子，让孩子多饮水，上述症状一般可在 24 小时内消失。

散瞳后应注意什么

散瞳后，瞳孔散大，孩子可能会出现畏光、视近困难等现象，这都是正常的。

由于散瞳是为了放松睫状肌的调节功能，所以散瞳期间需减少近距离用眼，如看书、看电视、使用电脑等。此外，散瞳期间应避免强光刺激，户外应戴遮阳帽或太阳镜。

散瞳后如出现较重不良反应应立即停药，然后及时就诊或咨询眼科医生。需要特别注意的是，散瞳药物应该放于儿童接触不到的地方，使用完毕应当抛弃处理，避免造成孩子误用。

近视相关检查包括哪些

近视相关检查包括远视力、近视力、眼压、裂隙灯、眼底、屈光、双眼视功能等检查。

视力检查

视觉系统最重要的感觉功能之一是形觉，即人眼辨别物体形状的能力。目前在临床上对形觉进行评价的主要手段是中心视力检查，即反映黄斑中心凹功能的视力检查。中心视力检查包括远视力检查和近视力检查。

简单来讲，视力是视网膜分辨影像的能力。更深一步讲，视力是大脑视皮层对外界事物的映射。从某种意义上讲，视力检查是相对主观的心理物理学检查，受很多因素影响。说到视力的好与坏，视网膜上的成像质量只是一个方面，大脑视皮层会对图像进行进一步的加工、处理，目的是形成更为清晰的图像。因此，近视儿童常常会出现视觉模糊适应现象。也就是说，本来不太清楚的图像，经过人的大脑加工和处理会变成相对清晰的图像。很多视觉训练机构正是利用“模糊适应效应”来提升孩子所谓的裸眼视力，但裸眼视力的提升并不意味着近视好转，或者视网膜成像质量的提升。简而言之，视觉训练只是训练孩子识别模糊图像的能力，并不能提升孩子的裸眼视力。事实上，当近视发展到一定程度后，无论大脑如何处理都不能获得清晰的图像，也即不再可能通过“模糊适应效应”提升裸眼视力。而且，暂时的裸眼视力的提升会让家长误以为孩子的近视“好转”了，从而会让孩子错过最佳的控制近视进展的时机。

眼压、裂隙灯、眼底检查

眼压检查

眼压检查常用的方法主要有非接触眼压测量法和哥德曼压平式眼压测量法，后者是眼压测量的“金标准”。由于很多孩子对于接触式眼压测量方式不能接受，所以在临床上通常使用非接触眼压计测量孩子的眼压。非接触眼压测量法的优点有不用表面麻醉、仪器不与角膜接触、简便、快捷、结果基本准确等，但当眼压在40mmHg以上或者低于8mmHg时，这种方法所得结果误差较大。需要指出的是，如有青光眼家族病史，或者既往检查提示有眼压增高的情况，初次进行眼科检查，建议进行眼压测量。

现在的很多儿童青少年近视患者会使用低浓度阿托品滴眼液来控制近视的快速发展，从目前的研究来看，低浓度阿托品滴眼液造成眼压升高的比例是非常低的。尽管阿托品的安全性总体尚可，但是临床上仍然能够见到偶发的患者眼压升高的情况，所以定期的眼压跟踪检查是有必要的。使用阿托品后眼压升高的儿童，一般都有发生青光眼的倾向或者具有解剖结构异常（如虹膜高褶等），应做进一步的检查。

一般而言，眼压的正常值为10mmHg～21mmHg。在临床上常常会见到一些角膜偏厚的儿童，他们的角膜厚度可达580微米甚至600微米以上。角膜偏厚的儿童眼压相对偏高，若角膜厚度为600微米，眼压可能在21mmHg～24mmHg。所以，眼压正常与否是相对的。另外，做过近视眼手术的患者，由于角膜被削薄，所以眼压往往偏低。

裂隙灯检查

裂隙灯，是裂隙灯显微镜的简称。裂隙灯检查的原理是充分利用集中的光纤对眼睛进行照明，然后通过双目显微镜（立体显微镜）进行观察。裂隙灯的光线来自亮度较高的灯泡，这些光线经过一系列光学镜片集中成一束强有力的光，然后进入眼球。这样，在光线射入路径上，眼部组织在显微镜下清晰可见。眼内的各屈光间质，虽然在弥散光纤下是透明的，但是因为各组织内部微细结构不同，对光线的反射、折射也就不同。因此，在强光路径上的透明胶质组织，如角膜、晶状体、玻璃体等，会表现为透明程度不同的光带。当眼睛处于病理状态时，这种现象会更加明显。因此，裂隙灯检查在临床上具有很高的使用价值。

在进行裂隙灯检查时，患者需要配合医生指示，将下颏置于下颏托中央，然后将头部紧靠额头杆。对于不能配合的儿童，必要时需要家长进行辅助，以固定其姿势。裂隙灯检查对很多眼科疾病的及时发现和诊治具有重要意义。

由于裂隙灯检查需要强光照射，部分患者在检查结束后可能出现畏光出现眩光等不适症状，这些不适数分钟后即可消失。

眼底检查

眼底检查对于儿童青少年近视患者也是比较重要的。绝大多数单纯性近视患者，如果近视度数不是很高，比如一两百度或者两三百度，合并眼底相关疾病（如视网膜裂孔、视网膜脱离等）的概率相对较低。但是600度以上的高度近视或者超高度近视患者，合并眼底相关疾病的风险相比普通人群要高很多。所以，家长一定要重点关注高度近视或者超高度近视孩子的眼底情况，定期带孩子做眼底检查，尤其要让孩子做散瞳后的周边视网膜检查。有很多患者因为没有及时检查、就诊而导致视网膜脱离，并由此导致永久性视力损伤。

屈光和双眼视功能检查

屈光检查有两种方法，即客观验光法和主观验光法。客观验光法是依靠验光师的客观检查测定被检者眼底或角膜反射光线所成像的位置，来判定屈光状态的方法。在散瞳前，瞳孔较小，因为有调节因素的影响，所得结果不一定准确，必要时需要散瞳验光。儿童青少年近视患者初次检查时需要进行散瞳验光。

瞳孔恢复后，要在综合验光台上进行正规的主观验光，以确定屈光度数。主观验光法是靠被检者的自觉能力来确定屈光状态的性质和异常程度的一种检查方法，又称主觉验光法。主观验光法需要被检者密切配合。

主观验光通常是在客观验光的基础上，对客观验光结果进行精细调整，以更符合被检者的视觉要求，包括显然验光法、云雾验光法、散光表验光法、针孔片验光法、裂隙灯验光法等。规范的显然验光应通过综合验光仪进行。

外界物体分别成像于两眼视网膜对应的点之后，大脑高级中枢会把来自两眼的视觉信号综合成一个完整而具有立体感的视觉映像。为获得双眼视觉，我们的双眼必须具有两种融像能力，一种是感觉融像能力，一种是运动融像能力。感觉融像分为同时知觉、融合、立体视觉 3 级。同时知觉是指双眼对物像有同时接受的能力，是初级视功能。融合是指大脑能综合来自两眼的相同物像，并可在知觉水平上形成一个完整的像的能力。立体视觉又称深度觉，是感知三维空间的双眼视觉能力，是建立在双眼同时知觉的融合基础上的一种独立的高级视功能。眼科检查立体视觉的目的是测定 3 项视差阈值，以评估双眼视觉功能。

上述关于双眼视觉的相关知识，家长只需简单了解即可。在近视防控门诊中，眼视光医生更关注的是双眼的调节功能和聚散功能。双眼调节功能如果偏弱，可能会导致看近疲劳，使得孩子不喜欢阅读，甚至使近视进展加快。双眼聚散功能如果出现异常，往往以各种视疲劳为首要表现，需要到医院就诊，仔细检查相应的指标。

色觉检查

色觉是黄斑的主要功能，简单来讲就是视锥细胞对各种颜色的分辨能力。视锥细胞可接受颜色及亮度的刺激，而视杆细胞无色视能力，仅能接受亮度的刺激。颜色有色调、亮度、饱和度 3 种属性。临床色觉测试常使用其中 1 个以上属性。色调是区别颜色的主要特征，色调取决于光波长，波长不同，色调也不同。人眼能辨别波长为 390nm ~ 760nm 的可见光。

色觉测试有假同色图检查、FM-100 色彩试验、D-15 色盘试验、色觉镜检查等。假同色图即色盲本，是由各种类型的检查图组成。这些图由不同颜色、相同亮度或相同颜色、不同亮度的圆点形成。色盲检查图主要用于鉴别被检者色觉正常与否，正常人以色调来读图，色盲者以亮度和饱和度而不是以色调来读图。在色盲检查图中，有些图正常人可以认出来，而色觉缺陷者可能认为图中既无数字又无图；有些图正常人看不出内容，而色觉缺陷者可以看出。红绿色盲检查图用于鉴别红色觉或绿色觉异常，检查时需要受检者在充足自然光线下 0.5 米处，于 2 ～ 3 秒内读出图中的内容。判断困难者为色弱，之后应根据查询表识别具体属于何种色觉异常。

假同色图检查十分简单，正常人几分钟即可完成，但这种检查不应该被当作判断色觉缺陷严重程度的唯一方法，仅适用于普查及体检。FM-100 色彩试验为临床研究的基本测试方法。只有色觉镜检查能精确诊断红色、绿色色觉缺陷。

角膜地形图检查

角膜地形图检查是通过角膜地形图仪检查患者的角膜形态。这种检查的原理是通过角膜前后表面的地形图来判断被检者角膜的曲率、散光类型，并且可以提前判断角膜是否可能出现圆锥角膜。角膜地形图检查是眼视光门诊中最重要的检查项目之一，对于各种类型的隐形眼镜验配，有助于指导选片、后期复查等。

需要指出的是，角膜地形图检查是判断角膜塑形术是否得当的“金标准”之一。配戴角膜塑形镜的患者，如果想让角膜形态恢复或接近配戴前的水平，至少需要停戴 3 ～ 4 周。

眼轴检查

眼轴是眼科学的一个经典概念，也是常用的临床眼生物学测量参数。眼轴在一定程度上反映了眼球的发育状况，眼轴检查能为人眼视觉状态评估提供一定的参考。

轴性近视是最常见的近视类型，眼轴增长是驱动近视发生和发展的重要因素。随着屈光发育档案建设工作在全国普遍开展，除视力、屈光度数外，眼轴测量在很多地方也成为眼科检查必查项目。

目前，在临床工作中，测量眼轴的方式主要有眼球光学生物测量和 A 超测量两种。眼球光学生物测量的方法是，让一定波长的两束光射入人眼，它们经过眼球前表面和眼球后视网膜时会发生反射，之后通过光的干涉原理推算两个反射面之间的距离，从而计算眼轴的长度。A 超测量是通过超声测量眼球角膜前表面到眼球后视网膜之间的距离。由于 A 超测量精准度和可重复性较差，不建议将 A 超测量作为眼轴测量的主要手段。眼球光学生物测量因为相关操作不接触角膜，而且操作时间较短，更容易被儿童接受。

需要注意的是，不同的仪器在测量眼轴的时候，可能存在仪器本身导致的测量误差。所以，在进行眼轴长度的长期追踪时，最好就诊于同一家医院，使用同样品牌的仪器测量。一般而言，青少年近视患者，每三个月应进行一次随访测量。

眼轴长度只有相对的正常值，没有绝对的正常值，因为不同的人角膜曲率差异很大，而不同的角膜曲率对应的眼轴正常值不同。

虽然每个人的角膜曲率不尽相同，但儿童青少年近视的发生和发展基本上都是眼轴变长导致的。一般而言，1mm 的眼轴增加大致对应 175 ～ 200 度的近视度数的增加。

对于眼轴的年增长而言，以小学生为例，增速在 0.2mm/ 年是较为理想的，0.2mm ～ 0.4mm/ 年也可以接受，超过 0.4mm/ 年就要注意了。当然，也要考虑青少年发育期身高的增长速度。如果一个孩子某一阶段身高增长较快，那么眼轴生理性增加量也会比较多。换言之，一个正在快速长个的孩子，如果眼轴增加较多，往往带来的近视度数的增加可能没有想象中那么大。相反，如果一个孩子眼轴增长较多，但身高并没有增长，往往预示着近视度数增加了不少。越小的孩子，生理性眼轴增加量可能越多。此外，如果眼轴绝对值超过25.00mm，一定要重视眼底检查。

如何读懂近视筛查相关检查报告

如何读懂验光报告单

下面是一张电脑验光报告单。如何读懂这张报告单呢？

```
2022_04_14     AM 09:19
           NO.8890
 SN:4791094
REF.DATA
 VD:  12.00        CYL:  (-)
 <R>     S       C       A
     - 0.25  - 1.25   80
     - 0.25  - 1.25   80
     - 0.25  - 1.25   80
     - 0.25  - 1.25   80
     - 0.50  - 1.25   80
     - 0.25  - 1.50   80
     - 0.00  - 1.50   80
     - 0.25  - 1.50   80

     - 0.25  - 1.25   80

       S.E.  - 1.00
KRT.DATA
<R>      D       MM      A
R1     44.50    7.60    180
R2     44.50    7.57     90
AVE    44.50    7.59

       CYL:     0.00
```

首先，找到“R”和“L”这两个大写字母，或者“OD”和“OS”。“R”和“OD”都代表右（right），指的是右眼的数据。“L”和“OS”则代表左（left），指的是左眼的数据。“S”是“spherical lens”的简称，即球镜，代表近视或远视的度数，数据前面的“−”号代表近视，“+”号代表远视。“C”是“cylinder lens”的简称，即柱镜，代表散光的度数。“A”是“axis”的简称，即轴位，代表散光的方向。有的时候，“A”可能没有特别标出，那么通常紧跟在“C”后面的那一列数字，就是代表轴位的数字。

以上图为例，右眼近视−0.25D，散光−1.25DC，轴80°。“S.E.”是等效球镜度数。这张电脑验光单上还有角膜曲率及相关数据，如平K为44.50D，陡K也为44.50D，角膜散光“CYL”为零，曲率半径为7.60mm。曲率半径约等于337.5除以角膜曲率。

需要指出的是，本验光单右眼的验光结果−0.25/−1.25×80°，可以转换为正散光形式，即−1.50/+1.25×170°。方法如下：首先将球镜数据与柱镜数据相加，即将−0.25与−1.25相加，得到−1.50；然后将−1.25的“−”变为“+”，得到+1.25；最后将80°加上90°，得到170°。−0.25/−1.25×80°与−1.50/

$+1.25\times170^\circ$ 在验光结果上完全等效。对于儿童青少年的近视，如果要判断涨了多少度，需要在散光符号相同的状态下进行比较，否则容易出现误判。

如何读懂眼轴测量报告单

下面是一张眼轴测量报告单。如何读懂眼轴测量报告单呢？

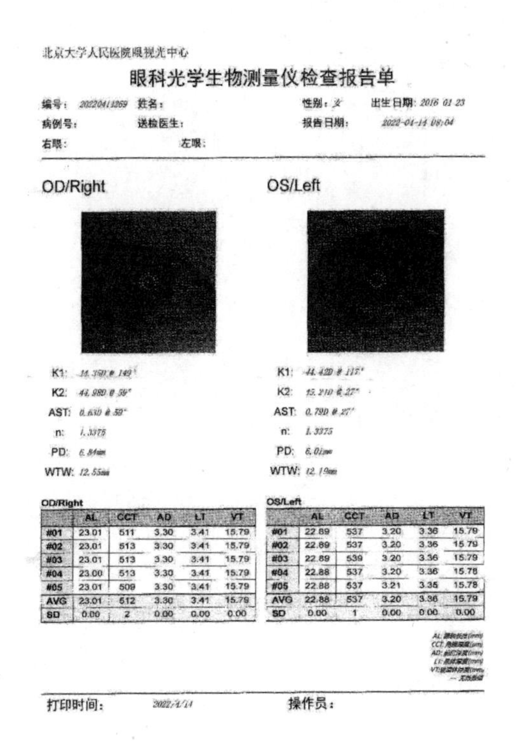

北京大学人民医院眼视光中心

眼科光学生物测量仪检查报告单

编号：20220411269 姓名： 性别：女 出生日期：2016 01 23

病例号： 送检医生： 报告日期：2022-04-14 08:04

右眼： 左眼：

OD/Right

K1: 44.35D @ 149°
K2: 44.98D @ 59°
AST: 0.63D @ 59°
n: 1.3375
PD: 6.84mm
WTW: 12.55mm

OS/Left

K1: 44.42D @ 117°
K2: 45.21D @ 27°
AST: 0.79D @ 27°
n: 1.3375
PD: 6.01mm
WTW: 12.19mm

OD/Right

	AL	CCT	AD	LT	VT
#01	23.01	511	3.30	3.41	15.79
#02	23.01	513	3.30	3.41	15.79
#03	23.01	513	3.30	3.41	15.79
#04	23.00	513	3.30	3.41	15.79
#05	23.01	509	3.30	3.41	15.79
AVG	23.01	512	3.30	3.41	15.79
SD	0.00	2	0.00	0.00	0.00

OS/Left

	AL	CCT	AD	LT	VT
#01	22.89	537	3.20	3.36	15.79
#02	22.89	537	3.20	3.36	15.79
#03	22.89	539	3.20	3.36	15.79
#04	22.88	537	3.20	3.36	15.78
#05	22.88	537	3.21	3.35	15.78
AVG	22.88	537	3.20	3.36	15.79
SD	0.00	1	0.00	0.00	0.00

打印时间：2022/4/14 操作员：

图中，OD/Right 指右眼，OS/Left 指左眼。AL、CCT、AD、LT、VT 分别为眼轴、中央角膜厚度、前房深度、晶状体厚度、玻璃体腔长度。

通过上图，可知该被检者右眼平均眼轴为 23.01mm，左眼平均眼轴为 22.88mm。

K1、K2、AST、n、PD、WTW 分别为角膜平 K、陡 K、角膜散光量、角膜屈光指数、瞳孔大小、白到白（可简单理解为黑眼球部分的水平直径）。

C H A P T E R F I V E

第 五 章

孩子近视了，怎么办

孩子一旦近视，要及时采取干预措施

目前，儿童青少年的近视发病率正逐年增长，且近视患者越来越趋于低龄化。在近视早期采取相关措施延缓近视的进展，是近视防控中最为关键的一环。

家长应该鼓励孩子养成良好的用眼习惯，让孩子重视户外活动，同时依靠科学有效的医疗手段，验配合适的框架眼镜或接触镜，必要时联合使用低浓度阿托品滴眼液，帮助孩子更好地防控近视。

保持良好的用眼习惯

坚持合理护眼

临床研究发现，所有长时间、近距离、低照度的用眼活动都会导致近视的发生和快速发展。儿童自身的用眼习惯对预防近视发生和控制近视进展尤其重要。日常用眼时，要注意控制用眼的时间和距离，掌握并坚持下面两个基本护眼原则可以有效预防近视发生和控制近视进展。这两个原则，我在前面也讲过。第一是“一拳、一尺、一寸”。即，读书、写字时，胸口距离桌子一拳，眼睛距离书本一尺（33cm），握笔手指距离笔尖一寸。其中，最重要的是眼睛距离书本要保持一尺远，不能距离过近。这听上虽然简单，但并不是每一个孩子都能做到。第二是非常重要的“20–20–20 原则”。即，每近距离用眼（如写字、读书、弹钢琴、玩乐高、用手机、用电脑等）20分钟，要眺望20英尺（约6米）以外20秒。日常坚持做好这两点可有效预防近视、控制近视进展。

注意照明光源的选择

阅读、书写对光线的要求非常严格。一般日常活动对光线的亮度要求较低（亮度＞75lux即可），对光线的稳定性要求也不高，但是阅读、书写等长时间、近距离用眼活动，对光线要求较高。家庭的采光和照明条件对孩子的视力健康十分重要。

家庭照明光源建议使用三基色照明设备，尽量不用裸灯（如灯管、灯泡等），应该使用有灯罩保护的光源，以避免光源直射孩子的眼睛。长时间、近距离用眼最好有辅助光源，比如台灯等，尽量选择符合照明环境及人眼舒适度的台灯。那么，什么照度的台灯合适呢？

虽然目前还没有相关研究，但可以肯定的是，光谱范围较广、高亮度光源对防控近视效果更好。照度是挑选台灯十分关键的指标，照度等级越高，越不易造成视觉疲劳。建议选择照度在国际AA级以上（照度在500lux以上，照度均匀度在 3 以内）的台灯。

关于色温的选择，存在一定争议。建议夜晚将台灯色温调至 4000K 以下，低于 4000K 的色温对睡眠影响较小。较高的色温可能有利于清醒和近视防控，但对睡眠有一定影响。

孩子在晚上或日间光线不好时看书、写字，一定要使用台灯辅助照明。台灯应摆放在孩子写字手对侧的正前方。孩子晚上看书、写字时，打开台灯的同时，也要把房间顶灯打开。

和家庭其他照明光源一样，使用台灯也应避免孩子的眼睛受眩光影响。可以选择带有遮光罩的台灯，也可通过调节台灯的高低避免眩光。目前很多 LED 台灯都会频闪，一般频闪深度越低越好，且频率越高越好。

此外，还要注意孩子学习用桌椅的选择，孩子阅读、书写时用的桌椅要符合孩子的身高，并且要尽量摆放在靠窗、光线较好的位置。

定期进行视力检查

定期进行视力检查，有助于全面掌握孩子的视力情况。

一般建议从孩子 3 岁起，就要带孩子到眼科或眼视光中心进行基本的视力检查，给孩子建立屈光发育档案，之后每半年带孩子复查一次。对于已经发生近视的孩子，建议每 3 个月测量一次眼轴。

如孩子抱怨看不清黑板上的字、眼睛干涩、经常揉眼等，家长应该引起重视，及时带孩子进行视力检查，并采取相应手段延缓近视的发生、发展。

重视户外活动

户外自然光线可有效抑制近视进展

太阳光的照度比室内光源照度高数十倍甚至数百倍！户外自然光线随时都在变化，眼球肌肉也随之在不断调节、适应，同时瞳孔也在不断变化。为了视物更清晰，眼睛要不停地用到眼调节，以减少因离焦而导致的视物模糊。也就是说，户外的高强度光照可使瞳孔缩小、景深加大、视物模糊状态减少，从而可抑制近视。

研究发现，环境光照度在 1000lux 以上，对近视防控有显著意义。环境光照度在 3000lux ～ 5000lux，更是会抑制近视的进展速度。一般教室的光照度在 300lux 以上，而室外即使是阴天，光照度也在 20000lux 以上，室外晴天的光照度更是在80000lux以上，甚至超过100000lux。

此外，在自然光下，眼球会产生更多的多巴胺。光照越强，多巴胺的释放量越多。多巴胺是视网膜中重要的神经递质，有多种功能，如可调节视网膜发育、屈光发育等。研究发现，多巴胺的D1受体和D2受体可平衡眼球的屈光发育，D1受体的激活可导致远视化发展，而D2受体的激活可导致近视化发展。在良好的光照条件下，视网膜细胞上的D1受体的激活，可抑制近视的发生和发展。

形觉剥夺性近视会影响视网膜成像，引起脉络膜变薄、巩膜变长，而充足的自然光能促进多巴胺的大量分泌，可以增加脉络膜的血供，增厚脉络膜层，延缓眼轴增长，从而可预防近视发生、控制近视进展。

秋冬季也应多参加户外活动

相关研究表明，在冬季孩子的近视进展最快，在夏季孩子的近视进展最慢，在春季、秋季孩子的近视相较夏天进展较快。其中，夏季的平均增长速度是冬季的60%。对于这一结果，研究者表示，这可能与孩子不同季节室内近距离用眼强度有关，也可能是不同季节室内、室外的光照差异所导致的。

近视防控最主要的是尽量减少长时间、近距离用眼，保证充足的户外运动。哪怕在秋冬季节，仍要多带孩子参加户外活动。

每天保证至少 2 小时户外活动，或增加户外活动频率

《儿童青少年近视防控适宜技术指南（更新版）》指出，儿童青少年每天应保证至少 2 小时的户外活动。北方的家长可能存在疑虑：北方秋冬季节昼短夜长，孩子放学后天已经黑了，该如何保证每天户外活动的时长呢?

从目前的研究来看，高频次户外活动也可以降低近视的发生率，或抑制近视的进展。也就是说，间断性的户外活动比连续性的户外活动在防控近视层面更有效，所以可以通过增加孩子户外活动的频率来防控近视。

以下 3 个方法供家长参考。

第一，不管是开私家车送孩子上学，还是让孩子乘坐公共交通工具上学，都可以让孩子在快抵达学校时步行一段距离。

第二，上学期间，可以让孩子利用午休的时间到户外

活动半小时左右。课间休息时间，也要鼓励孩子到户外活动。

第三，如果因天气或其他原因不便到户外活动，可以让孩子在窗户边晒太阳或者远眺。

验配合适的眼镜

在保证良好的日常用眼习惯及充足的户外活动的基础上，如果孩子的裸眼视力较弱，无法满足日常学习、生活的需要，要及时给孩子验配合适的光学眼镜，进行视力矫正，因为长时间的视物模糊会促进近视的快速发展。

在临床上，可供选择的近视防控光学手段较多，很多光学眼镜不仅有矫正视力的作用，还有一定的近视控制作用。

在接下来的内容中，我将重点介绍目前临床上最常用的控制近视进展最为有效的 3 种光学眼镜，它们分别是周边离焦镜、角膜塑形镜以及渐变多焦点软镜。

周边离焦镜基本常识

什么是周边离焦镜

周边离焦就是视网膜的周边出现了离焦反应，周边离焦是近视发生、发展的原因之一。有研究发现，周边视网膜远视性离焦的人群更容易发生近视，而近视性离焦可以在一定程度上延缓近视进展。普通的单光镜片可解决“看不清楚”的问题，它能让光线进入眼睛后成像于视网膜上，这样眼睛就能看清楚了。但普通单光镜片可能使得视网膜周边的焦点落在视网膜后面，即可能导致远视性离焦。而基于周边离焦理论设计的周边离焦镜片，会使视网膜周边的焦点部分落在视网膜前方，在保证中心视力的同时，可以在周边视网膜形成近视离焦，从而控制近视的发展。

离焦眼镜是需要患者白天长时间配戴的框架眼镜。配镜方式的选择、验光人员的技术、验光设备等诸多复杂的因素，都会影响镜片的准确度。因此，要想给孩子验配一副“完美”的周边离焦控制眼镜，不仅需要专业的医学验光检查，还得精确测量孩子的瞳距和瞳高，从而结合孩子的实际情况选择合适的镜框。

长期配戴和定期复查是关键

提醒各位家长，近视防控从来不是一副眼镜可以解决的，孩子的日常行为习惯和定期复查也非常重要。类似周边离焦镜片这种功能性镜片只有在患者戴镜时才能更好地发挥其控制近视的作用，所以长期坚持戴镜至关重要。除了在户外进行剧烈的体育活动，其余时间均应坚持戴镜。

此外，还应通过紧密的复查了解孩子近视发展的动态情况，按需调整近视防控方案，尽可能把近视发展速度控制在理想状态。

关于周边离焦镜的常见问题

一些孩子在配戴周边离焦眼镜时会有一些小困扰，比如视近物不清晰，但也不是十分模糊，只是和以前不一样。这多是由于光线通过有微型凸透镜的离焦区时对比度下降导致的。对于这种现象，不必过于担心，等眼睛适应之后就会有所好转。

有一些家长和孩子有这样的疑问：是不是配戴这种眼镜后，只能通过眼镜中央清晰的区域看东西？其实不然。对于看远，通过镜片中心没有微透镜的区域，可以获得更加清晰的视觉效果，同时周边近视离焦也能起到控制近视的效果。对于看近，建议孩子使用习惯的姿势，无论使用镜片哪个区域，均有一定的近视控制效果。总的来讲，无论看远、看近，不用刻意通过微透镜区域或者中心区域去看，保持戴镜之前的习惯即可。

角膜塑形镜（OK 镜）基本常识

什么是角膜塑形镜（OK 镜）

相信很多家长都听说过，甚至配戴过隐形眼镜，隐形眼镜是一种可以替代框架眼镜的软镜。角膜塑形镜，简称 OK 镜，是一种由高透氧性材料制作而成的反几何设计夜戴型硬质隐形眼镜。角膜塑形镜通过中央平坦的基弧的压迫，可使角膜前表面曲度暂时趋于平坦，从而可使眼球的整体屈光度下降，以致白天摘镜后获得较好的裸眼视力。与此同时，角膜上会形成“离焦环”，进而可使周边视网膜区域形成可以抑制眼轴增长的近视性离焦。因此，OK 镜近些年在控制青少年近视进展中取得了较为满意的效果。

OK 镜有两个显著特点：一是患者只需在夜间睡觉时戴

镜，白天不需要戴镜，便可获得较好的日间视力；二是可以有效延缓近视的进展。

OK 镜控制近视的原理

患者戴上 OK 镜后，在 OK 镜与角膜相对密闭的空隙里，角膜与 OK 镜之间的泪膜分布不一致。戴镜产生的机械力及流体力，可以改变角膜前表面上皮层的厚度的分布，使其中央变薄，中周部变厚。再加上眼睑的挤压，角膜中央将产生正压，而中周部将产生负压。由此导致的“推—吸”作用将重塑角膜屈光力，从而实现角膜塑形效果，最终起到矫正近视的作用。

角膜“塑形”后，物像的中央焦点刚好可以成像于视网膜上，可保证黄斑区视物清晰。而周边焦点会通过“牛眼环”的位置成像于视网膜前，形成周边近视性离焦，这又会向发育中的眼球传递向前“缩短”的信号，以使周边物像成像于视网膜上，从而可以在一定程度上减缓眼轴增长。这便是我们常说的角膜“塑形”后的正离焦保护。正离焦量越足，向眼球传递的信号越强，控制效果就越好。这正是眼视光医生在临床上设计塑形镜参数时考虑的重点问题，医生会通过调整设计让离焦环更完美，从而追求最佳的近视控制效果。

很多家长可能会有顾虑，这种“推一吸”作用会不会损伤角膜？事实上，角膜塑形镜并不会直接接触角膜，因为它与角膜之间有一层泪液相隔。角膜塑形镜只是改变了自然生长的角膜上皮的厚度的分布状态。正因为角膜塑形镜只是作用于可以再生的角膜上皮，所以它并不会对其他角膜组织产生明显影响。只是眼球近视度数越高，需要的塑形量越大，对角膜上皮的塑形也越猛烈。所以，近视度数越高的患者，在配戴 OK 镜后可能越容易出现角膜上皮脱落甚至损伤的情况。实际上，角膜上皮的更新速度很快，及时处理之后，角膜很快便可以恢复正常。另外，临床上使用 OK 镜导致角膜感染的风险总体是非常小的。综合国内外多种文献报道，由 OK 镜引起的角膜感染发病率大概是万分之四；和普通软性隐形眼镜相比，OK 镜并没有更显著的可增加角膜感染的风险。

OK 镜的适配人群

角膜塑形镜适合近视进展相对较快的青少年。一般情况下，近视屈光度数在 100 ~ 600 度之间，角膜散光度数不超过 300 度，就可以考虑验配 OK 镜。有经验的医生可验配能应对更大散光度数的环曲面设计镜片。如果裸眼视力较差，适合验配 OK 镜的近视度数下限可放宽至 75 度。

可以说，配戴 OK 镜是平时运动多、有摘镜需求的近视青少年的首选视力矫正方式。

配戴 OK 镜有严格的适应证

在验配 OK 镜之前，医生会对患者进行详细的眼健康检查，首先要排除角膜塑形镜验配的禁忌证，如角膜炎、睑缘炎、慢性色素膜炎、慢性泪囊炎、圆锥角膜、角膜知觉减退、严重眼睑闭合不全、春季卡他性结膜炎、巨乳头性结膜炎、重症干眼、严重的睑板腺功能障碍等。

患有全身性疾病导致免疫功能低下，以及患有急慢性鼻窦炎、糖尿病、唐氏综合征、类风湿性关节炎、精神病等疾病的人群也不适合配戴角膜塑形镜。

此外，患者的依从性也是非常重要的因素，年龄过小、依从性较差、个人卫生习惯不良、不能按时复查者，都不适合配戴角膜塑形镜。作为医生，我们不仅要对孩子当下的病情负责，还要考虑孩子长远的健康问题，患者不能配合、不能按时复查都会带来非常大的健康隐患。

另外，睑裂的高度、眼睑的弹性等都会影响镜片的定位情况，可能导致镜片偏位等情况发生，所以医生会综合分析患者所有的验光结果，角膜地形图、眼轴测量等检查结果，以及眼部情况做出综合判断。只有符合条件的患者才可以验配 OK 镜。角膜曲率太大或太小、近视或散光度数太高等，不是绝对的验配禁忌证，经验丰富的医生会做出合理的决定。

OK 镜的安全性能够保证吗

在关于角膜塑形镜安全性的研究文献中，我们可以看到，在随访 2 年、3 年，甚至 12 年的相关报道中，角膜塑形镜的安全性是能得到保证的。在近年关于角膜塑形镜的研究文献中，角膜塑形镜导致的副反应多数于停戴后可以快速缓解甚至消失，如轻度结膜充血、2 级以下角膜上皮点染等。

角膜上皮点染按形态可分为散发性或弥漫性点状染色、斑片状染色。散发性点状染色比较常见，一般不用处理。斑片状染色则比较严重，需要停戴镜片和用药处理。一般来说，角膜周边的点染常常与配戴角膜塑形镜关系不大，可能与其他眼部疾病相关，如倒睫、睑板腺功能障碍、干眼、过敏性结膜炎、护理液过敏等。持续的角膜中央点染常常是由镜片参数不对、镜片偏位或黏附、泪水少等造成的，需要及时调整镜片参数以及处理眼表相关问题。角膜中央点染值得重视，因为容易继发微生物感染。如发生 2 级以上角膜点染，需要停戴角膜塑形镜，并及时使用修复角膜上皮的滴眼液或无防腐剂人工泪液，甚至配合使用抗生素滴眼液。

高度近视患者戴角膜塑形镜早期，由于塑形力强，角膜上皮重塑明显，特别容易发生镜片黏附和角膜上皮点染，建议在早期摘镜、戴镜时和日间摘镜后常规使用无防腐剂人工泪液，以增加泪水交换，保证角膜健康。更重要的是，要谨遵医嘱，按时随访，有任何问题要及时解决。

很多家长并不能正确区分角膜感染和角膜点染。角膜感染和角膜点染是完全不同的情况。角膜感染是病原微生物在角膜繁殖造成的角膜病理状态。同时发生以下 3 种情况，极易发生角膜感染：第一是角膜上皮损伤，第二是有致病微生物附着，第三是泪水冲刷机制出了问题。角膜点染只是角膜点状上皮损伤。

OK 镜可以长期配戴吗

OK 镜是可以长期配戴的。OK 镜的塑形作用只是暂时的，停戴后并不会影响角膜的健康和原本的角膜形态。近视度数增长很快的孩子，建议配戴到14岁左右，也就是配戴到眼轴增长速度随着年龄增长而自然放缓的阶段。

值得注意的是，除了非自然损耗（如碎片、丢片等）外，建议每一年至一年半左右更换一次镜片。哪怕孩子的视力很好，眼轴和近视度数没有增长，也要及时更换OK镜。这是因为配戴时间超过一年的OK镜镜片，难免出现不同程度的磨损、划痕，更重要的是长期的蛋白沉积会导致镜片透氧性下降。这些情况不仅会影响配戴过程中的舒适性，而且可能影响角膜的安全。更有些青少年近视患者的角膜形态在发育过程中会出现变化，以致原本合适的镜片变得不再合适，从而影响角膜的健康。

散光能配戴OK镜吗

这个问题的答案是肯定的。角膜塑形镜有一类特殊的镜片，叫作散光型镜片，这类镜片是专门针对角膜有散光的孩子设计的。一般来说，角膜的散光度数如果不超过350度，那么验配OK镜基本上是没有问题的。但是要注意一点，如果角膜散光度数很大，白天摘掉OK镜后，应辅助配戴框架眼镜。举个例子，如果一个孩子有300度甚至350度的角膜散光，那么白天摘掉OK镜后，还需要配戴低度数的框架眼镜，以满足日常视觉需求。

渐变多焦点软镜基本常识

什么是渐变多焦点软镜

渐变多焦点软镜是一种软性多焦隐形眼镜，适于白天配戴，有一定的控制近视进展的作用。渐变多焦点软镜是指镜片设计中既有用于看近区域，又有用于看远区域，有时还有用于看中间距离区域的软性角膜接触镜。渐变多焦点软镜与OK镜控制近视的原理类似，都是利用周边离焦理论抑制眼轴增长，从而防控近视的发生和发展。验配之前也要做详细的眼部检查，以排除眼部及全身角膜接触镜禁忌证。

渐变多焦点软镜的优与劣

与OK镜相比，渐变多焦点软镜与角膜的接触面积更大，透氧性相对较差，所以目前只建议白天配戴，不建议在夜间睡觉时配戴。对于因倒睫、近视度数过高等原因而不能配戴OK 镜的患者来说，渐变多焦点软镜是一种较好的选择。一项为期 2 年的研究表明，多焦点软性角膜接触镜能够抑制至少 29% 的眼轴增长，同时可抑制 50% 左右的屈光度的增长。还有文献表明，此类接触镜的近视控制率接近 46%。

渐变多焦点软镜的配戴无年龄限制，这就更能满足低年龄段儿童防控近视的需求。因为是软镜，渐变多焦点软镜配戴舒适感比 OK 镜好，所以孩子的依从性更佳。而且，日抛型镜片还可减少并发症的发生。但是这种软镜也存在一些局限性，它可矫正的屈光度数十分有限，且对于散光的矫正效果相对较差。另外，由于多焦设计会导致清晰像与模糊像同时存在，所以这种软镜对视觉质量可能存在一些影响。

总而言之，渐变多焦点软镜是一种可以有效延缓近视进展的设备，适合不能或不适合配戴 OK 镜而又有延缓近视进展需求的人群。不同品牌的多焦点软镜在设计上各有特点，并且有相应的差异，建议到专业的医疗机构找专业医生进行验配。

低浓度阿托品滴眼液基本常识

什么是阿托品滴眼液

阿托品是一种非选择性 M 胆碱受体拮抗剂，具有强效且长效的睫状肌麻痹作用，在临床上作为慢速散瞳药被广泛应用，于 19 世纪开始用于近视治疗。虽然阿托品控制近视进展的具体机制尚未明确，但有研究显示其延缓近视进展的有效率为 42% ～ 66%，具有很好的近视控制效果。

临床上阿托品滴眼液的使用

目前，阿托品在临床上被广泛应用，且是公认的能有效控制近视进展的药物。这主要源于一项来自新加坡的 ATOM2 研究。这个研究分为以下 3 个阶段。

第一阶段：让三组 6 ～ 12 岁儿童分别使用浓度为 0.5%、0.1%、0.01% 的阿托品 2 年。结果显示，阿托品浓度越高，近视控制效果越好。

第二阶段：让所有参与研究的孩子停药 1 年。结果显示，此前使用阿托品浓度越高的孩子，近视反弹越快。

第三阶段：让停药后近视进展较快的儿童继续使用浓度为 0.01%的阿托品 2 年。结果显示，浓度为 0.01% 的阿托品在 5 年内能有效减缓近视的进展，而且副作用较小，停药后近视反弹较慢。

因而，临床上更倾向将 0.01%的阿托品应用于儿童近视的控制。

由上述研究可以看出，阿托品浓度越大，副作用越大。有报道显示，浓度为 1% 的阿托品可能导致畏光、视力下降、眼调节功能下降、过敏等显著不良反应。另外，在利用阿托品治疗近视时，停药后的反弹现象不应被忽视。即：长期使用阿托品的患者在突然停药后的一段时间内，其近视的发展速度较前会加快。而且，反弹效应与阿托品浓度呈正相关关系，阿托品浓度越大，反弹效应越明显。

目前，ATOM 系列研究显示，低浓度阿托品的使用对视网膜功能没有显著影响。但是在临床使用中，患者出现瞳孔散大、畏光、视近物模糊等情况较常见，且阿托品浓度越高，副作用越明显。0.02% 及以下浓度的阿托品一般不会引起强烈的不适感。使用低浓度阿托品控制近视应具备相应的适应证，一定要在正规医疗机构有经验的医师指导下使用。

综合考量近视防控效果及副作用，0.01% 的阿托品在临床应用中更为适宜。相关权威资料指出，0.01% 的阿托品滴眼液可以使 6 ～ 12 岁儿童青少年近视增长平均减缓 60% ～ 80%，因此在控制儿童青少年近视进展方面具有较好的临床应用前景。

关于低浓度阿托品滴眼液的常见问题

问题一：可能导致畏光、视近不清、过敏

少部分患者使用低浓度阿托品后可能出现畏光、视近不清、过敏等情况。至于阿托品可否导致全身性症状，目前鲜有报道，需更远期的临床观察。需要注意的是，低浓度阿托品并不能解决所有问题，临床上仍存在 10% ～ 15% 对阿托品无应答的患者。也就是说，有些患者用了低浓度阿托品也不能控制近视。

问题二：可能导致眼调节能力下降

近视患者往往存在调节较差、调节滞后的问题，低浓度阿托品有麻痹睫状肌的作用，可能导致眼调节力进一步下降。存在斜视等眼位问题的患者更要慎重使用。在使用低浓度阿托品之前，建议到医院进行详细的视功能检查，让专业医生做一个全面的评估。眼位正常、调节力较差的患者，可以通过反转拍训练提高调节能力，当调节力和调节灵敏度恢复正常水平时，再使用阿托品。

需要注意的是，临床上，我们见过一些患者使用低浓度阿托品滴眼液时存在用药浓度越高、使用次数越多而效果越差的情况。这是因为低浓度阿托品滴眼液可以降低调节功能，如果存在明显的调节滞后，再加上近距离用眼较多，有些患者便可能出现近视进展更快的情况。

问题三：若裸眼视力差，需联合使用光学矫正手段

裸眼视力较差的患者，低浓度阿托品滴眼液需与光学矫正手段联合使用。单纯使用低浓度阿托品滴眼液并没有光学矫正的作用，只有控制近视进展的作用，因此单独使用低浓度阿托品并不能提高孩子的裸眼视力。所以，对于裸眼视力较差的患者，一定要同时配戴合适的光学眼镜或者角膜塑形镜。

与单独配戴OK镜相比，OK镜与低浓度阿托品联合使用，可增强近视控制效果。潜在的作用机制是，低浓度阿托品可引起瞳孔扩大，从而一方面可使视网膜光照强度增加，另一方面可增加由OK镜产生并进入瞳孔内的正离焦光学信号，由此可加强OK镜的近视控制效果，达到“1 + 1>2”的控制效果。最近，有研究发现，相比单独使用0.01%低浓度阿托品，0.01%低浓度阿托品和OK镜联合使用，可使黄斑中心凹下脉络膜厚度增加更快，这也证明OK镜和阿托品联合使用是目前临床上相对较理想的近视控制手段。

还需要注意的是，不同患者使用低浓度阿托品后瞳孔反应差异较大，因此需要专业视光医生对阿托品的规范使用（如使用方式、用药浓度、使用时间等）进行合理评估及指导。对于近视进展高危患者，可考虑低浓度阿托品与OK镜的强强联合，以期达到更好的近视控制效果。理想的近视控制效果是多种因素导致的结果。临床上也存在一些同时使用OK镜和低浓度阿托品，但近视度数仍然增长比较快的患者，这时候需要综合使用控制手段，减少近距离用眼，加强户外运动，关注双眼视功能，必要时还要进行视功能训练，以提升近视控制效果。

CHAPTER SIX

第六章

儿童青少年近视防控常见问题答疑

孩子几岁开始需要定期作视力检查

规律的视力检查，有助于家长全面掌握孩子的视力状况。

一般建议，孩子满 3 岁时就要带孩子到正规医院的眼科或眼视光中心进行基本的视力检查，给孩子建立屈光发育档案，之后每半年带孩子复查一次。

对于已经近视的孩子，建议每 3 个月测量一次眼轴，以观测近视进展的情况，并采取合适的防控手段。

孩子总爱眯眼是怎么回事

有些家长可能会发现孩子平时爱眯着眼看东西。作为一个眼科医生，我要提醒大家，如果孩子频繁出现这种情况，一定要重视。这很可能是孩子视力下降或视疲劳的表现，也可能是因为孩子眼睛有近视、散光等情况。

当然，眯眼也有可能是畏光的表现。同时，结膜或者角膜炎症也可导致此类情况出现。

如果发现孩子爱眯眼，建议及时带孩子到正规医疗机构做眼部检查。如果发现孩子有近视、散光等问题，要根据医生建议验配合适的光学眼镜进行视力矫正。

孩子频繁眨眼是怎么回事

可引发频繁眨眼的原因比较多。

第一个常见的原因是未矫正的屈光不正。如果孩子本身有近视、远视、散光等，就有可能出现频繁眨眼的症状。

第二个常见的原因是倒睫。倒睫可能扎伤角膜，从而导致孩子频繁眨眼。要及时带孩子到眼科门诊就诊，排查有无相关情况。

第三个常见原因是过敏性结膜炎。尤其在春季和秋季，孩子若对花粉、尘螨等过敏，可能频繁眨眼。

散光需要矫正吗

散光需不需要矫正，取决于散光的严重程度。

一般来说，100 度以内的顺规散光属于生理性散光，基本不会影响视力，可不予矫正。超过 100 度的散光，若影响视力，要及时进行矫正。对于处于视觉发育期的孩子来说，超过 150 度的散光可能引起弱视。

总之，对于孩子的散光问题，家长应十分重视。

孩子濒临近视怎么办

对于濒临近视以及远视储备不足的孩子，可以通过以下几个方面进行干预。

一、加强户外活动。每天至少应保证累计 2 小时的户外活动。需要注意的是，户外活动的重点在于阳光而不是户外，天黑后进行户外活动对近视防控没有任何意义。

二、注意用眼卫生。谨记“20—20—20 原则”，平时进行读写时，要保持正确的读写姿势，严格执行“一尺、一寸、一拳”的读写标准。

三、适当使用低浓度阿托品滴眼液。若眼轴增长较快，可在医生指导下适当使用低浓度阿托品进行干预。

四、配戴平光离焦框架眼镜。此类眼镜镜片中央平光，周边为正度数的微透镜阵列，有助于抑制眼轴的增长速度。

常见的情况是，孩子可能未必喜欢戴眼镜。如果孩子依从性差，此法可能无效。

近视可以通过近视矫正手术治愈吗

有的家长认为，近视没什么大不了的，等孩子 18 岁后做个近视手术就万事大吉了。

这种想法绝对是错误的。近视容易合并视网膜脱离、视网膜裂孔等相关并发症。即使做了近视矫正手术，是否会发生视网膜合并症，一定程度上取决于之前的近视度数。

举例来说，近视度数为–3.00D 的眼睛和近视度数为–8.00D 的眼睛，经矫正手术都实现了 1.0 的视力，但是原先近视度数为–8.00D 的眼睛做完手术以后出现眼底并发症的风险要远远高于原先近视度数为–3.00D 的眼睛。

假性近视不用担心吗

有些孩子发生了假性近视，家长可能觉得假性近视可以不管。但在门诊中，很少见到一直维持假性近视状态而不发生真性近视的孩子。

发生了假性近视，就意味着孩子近距离用眼强度太大，终有一天会发生真性近视。

所以，孩子出现假性近视以后，一定要给予高度重视，多让孩子放松眼睛，让孩子少看近、多看远，必要时可以使用一些睫状肌麻痹药物。

为什么有的孩子近视发展速度很快

很多孩子发生近视后，其近视进展非常快，即便使用多种手段联合控制，效果也不理想。这和会导致近视快速发展的高危因素有关，常见的可导致近视快速发展的高危因素有发病年龄小、起始度数高、近距离用眼强度大等。

一般来讲，发生近视的年龄越小，度数增长越快。所以，对于还没发生近视的孩子，近视预防更为重要。还有一些孩子发生近视时初始度数高，此后度数增长也会比较快。

此外，近距离用眼强度大也是高危因素之一。很多家长用了比较常用的医疗手段，还是无法控制孩子近视的进展，基本上是因为忽略了控制近距离用眼强度在近视防控中的作用。如果用眼强度不能“减负”，户外活动又少，近视防控的效果可能大打折扣。

孩子的近视会是“曲率性近视”吗

在门诊中，有家长和我说自己孩子的近视是曲率性近视，不是轴性近视。

这是错误的。孩子 3 岁左右的时候，角膜曲率就已经相对定型了（不排除后期有些孩子角膜散光度数增加迅速），此后出现的近视基本都是因为眼轴变长导致的。

所以，可以说 95% 以上的青少年近视都是轴性近视。

什么是近视防控的“鸡尾酒疗法”

所谓近视控制的“鸡尾酒疗法”，即眼睛减负、增加户外活动、使用阿托品、配戴塑形镜等手段的联合使用。这种综合控制的效果肯定比单一方法控制的效果好。

一般来说，使用0.01%阿托品滴眼液的反弹效应是比较轻微的，但是确实存在这样的情况，在连续使用若干年以后，其控制效果会下降。这跟阿托品受体耐受性有关系，原来有效的药可能变得不再有效。近视控制应该是许多手段综合应用。

近距离用眼行为要控制，户外活动要加强。举个极端的例子，休学的孩子，每天进行大量户外运动，近视有很大的可能性会发生逆转。在这种情况下，甚至不用阿托品和塑形镜就可以将近视控制得极好。但是恐怕绝大多数孩子都做不到因防控近视而休学。

近视可逆吗

很多家长在孩子刚发生近视的时候，会问医生这样一个问题：“医生，这孩子的近视能治好吗？”在医生的理解中，家长是想问：“近视是可逆的吗？”

作为医生，我只能遗憾地告诉大家，绝大多数近视眼是不可逆的，近视仅仅在极端条件下有可能出现逆转。比如，孩子完全休学，每天保证 6 ～ 8 小时阳光下的户外活动，没有任何近距离的用眼活动，如此这样至少坚持半年。在临床中，我的确见过个别孩子做到了，其近视出现了逆转，但这不是所有孩子都能做到的。即使做到这些，视力也有可能不会完全恢复。

如前所述，近视根据屈光成分可以分成两类。一是屈光性近视，即在眼轴正常的情况下，全眼屈光力过强导致的近视。这种近视主要包含曲率性近视、屈光指数性近视、调节性近视等。对于屈光性近视，要排除角膜和晶状体的异常。

二是轴性近视，即眼轴相对过长而眼球的屈光力相对正常的近视。绝大多数青少年的近视属于轴性近视，而病理性近视是轴性近视发展到一定程度的结果。

眼轴即眼球的前后径长度，随着孩子生长发育，眼轴会有一定程度的生理性增长。在眼内其他屈光介质不变的情况下，随着年龄增长、身高增长，眼球一定也会变大。也就是说，孩子的双眼一定会向着近视的方向发展，而是否发生近视取决于远视储备是否充足，以及眼轴增长速度如何。

最新的研究显示，已经发生近视的孩子，眼轴每年的生理性增长相比不近视的孩子增长更多。因此，从理论上来说，真性近视是不可逆的，除非有办法让眼轴缩短。临床上常用浓度为0.01%的阿托品滴眼液联合其他光学手段控制近视发展，的确有孩子因此出现了眼轴不增长甚至缩短的倾向。但家长依旧不可以掉以轻心，因为这并不代表近视可逆，也不是所有孩子都会有这样的情况发生。即使联合使用多种控制手段，绝大部分孩子的眼轴还是有一定程度增长的。

有一种类型的近视是相对可逆的，即调节性近视，也就是我们常说的假性近视。这一点我在前面讲过，不再赘述。

另外，随着医学知识的普及，在门诊常有家长询问：“能不能给孩子做后巩膜加固术来逆转近视？”后巩膜加固术是应用异体或自体人工合成材料或生物材料加固眼球后极部巩膜，以阻止或缓解近视发展的手术。这种手术的适应证包括：

一、高度近视。如成人近视度数大于1000度、6岁以下儿童近视度数大于400度、8岁以下儿童近视度数大于500度等。当然，这些标准目前尚存争议。

二、成年后近视度数每年增加仍然超过100度或眼轴增速超过0.45mm/年。

三、眼底出现高度近视导致的视网膜脉络膜退行性病变等。

目前认为，后巩膜加固术可能抑制近视进展，但无法逆转近视。绝大多数学龄期近视孩子都达不到手术适应证指数。而且，后巩膜加固手术属于有创干预，如果孩子对加固材料产生排异，可能需要通过手术取出。因此，除非保守控制完全无效，一般不通过有创的手术干预控制近视的快速发展。

还有一些家长认为，孩子成年后做近视眼手术可达到“逆转”近视的目的。实际上，这种手术逆转的不是近视，而是屈光度，也就是我们常说的近视度数，但近视度数增长带来的眼底改变是不可逆的。也就是说，即使近视度数通过手术可以“逆转”，但已经存在的眼部近视性改变是不可逆的。

近视儿童眼轴增长应控制在什么水平

儿童青少年眼轴一年的增长控制在不超过 0.2mm 是比较理想的，但这也不是绝对的标准。一般来讲，0.2mm/ 年～ 0.3mm/ 年的增速是可以接受的。小学阶段没有近视的孩子，一般眼轴的年增长大概在 0.15mm ～ 0.19mm。

也就是说，即使发生近视的孩子，眼轴的年增长最好控制在 0.2mm 以内，这样其眼轴增长跟没有近视的孩子的眼轴增长才能保持一致。配戴 OK 镜的孩子也可参照这个标准。如果眼轴增速超过 0.4mm/ 年，那就有些增长过快了，因为 0.4mm 的眼轴对应的近视度数大约是 75 度。

眼轴增长和近视度数增加的对应关系是怎样的

现在流行这样一个观点：1mm 的眼轴增长，对应 300 度的近视度数的增加。这是一个完全错误的概念。最近的研究发现，1mm 的眼轴增长，实际上相当于 200 度左右的近视度数的增加。

实际上，这样的对应关系是相对的，因为这其中还涉及一个特别重要的指标——眼轴增长 1mm 所用的时间是多少。

如果一个孩子的眼轴 3 年才增长了 1mm，那么这 1mm 的眼轴增长对应的近视度数的增加大约是 150 度，不超过 175 度；如果一个孩子的眼轴一年内增长了 1mm，那么这 1mm 的眼轴增长对应的近视度数的增加大约是 300 度。

眼压高会导致近视进展加快吗

有文献表明，眼压高的孩子，眼轴增长速度可能相对快一些。有些研究认为，降眼压药物可以用来控制近视，但这并不是主流的近视控制手段。

如果没有青光眼，医生不建议使用降眼压药物。

如果确定孩子眼压相对比较高，角膜又不太厚，可以酌情使用一些降眼压药物，但最好在眼科医生的指导下使用。

激光手术可以彻底治愈近视吗

目前来讲，近视是不可治愈的。激光类近视手术从某种程度上可以帮我们降低近视度数，恢复视力，摆脱框架眼镜，但近视手术无法恢复已经变长的眼轴或降低近视带来的眼底病发病风险。

如果近视度数较高，且存在豹纹状眼底、视网膜变薄等眼底改变，在手术后这些眼底改变仍会存在，因为本质上眼球的结构还是个近视眼。

这一点大家千万不要产生误解。

孩子睡觉时开着灯对视力是否会有影响

有的孩子怕黑，家长就会在孩子睡觉的时候开着灯。

实际上，非常不推荐这种做法，因为开着灯睡觉很可能会对孩子的视力造成不好的影响，而且可能影响孩子的昼夜节律。

有研究发现，夜里开着灯睡觉的孩子，发生近视的可能性更大。如果孩子实在怕黑，可以给孩子准备一盏灯光不那么刺眼的小夜灯，并且在孩子入睡后关掉。

孩子看书时灯光越亮越好吗

孩子看书的时候，灯光不能太暗，原则上越亮越好。人工光源的亮度实际上很难达到日间户外的亮度，家长不用过于担心人工光源亮度太大的问题。

有些孩子比较敏感，太亮的灯光会让孩子感觉刺眼，此时可适当调低灯光亮度。

还要注意的一点是，如果台灯没有防眩光的功能，灯光直射对孩子的眼睛可能造成较大的刺激。

如何给孩子挑选护眼灯

一般来说，家长在给孩子挑选护眼灯的时候可以参考以下指标。

一、照度和照度均匀度要符合国际 AA 级标准。

二、色温小于等于 4000K。

三、频闪的频率在 1250Hz 以上。

四、显色指数 Ra ＞ 80，R9 ＞ 0。

五、防蓝光级别等级为 RG0。

为了避免孩子的眼睛受眩光影响，最好选择带遮光罩的台灯，也可通过调节台灯高低来避免眩光问题。

关于色温，仍然存在一定争议。较低的色温对睡眠有利，但对于近视防控来说却没有好处。当然，这尚需进一步研究。

目前，有一些远距离光学读写装置，可以将阅读距离拉大，同时可以提升亮度，对于近视防控有一定好处。但选择此类产品时要正确分辨光学成像质量，不要选用会让字体变形的产品。

上网课时如何保护眼睛

新冠肺炎疫情暴发以来，很多中小学生不得不在家上网课。如何让孩子在上网课期间保护好眼睛？请注意以下两大原则：

一、保证孩子能够看清楚的前提下，屏幕放置越远越好；

二、保证观看不刺眼的情况下，屏幕越亮越好。

上网课时，尽可能采取投屏的方式，最好选择亮度高、分辨率高的屏幕，孩子观看时要坐得离屏幕远一些。

同时，每一次上网课的时间不宜持续太久，不然有可能导致近视的加速进展。

使用绿色屏幕能保护视力吗

绿色是很有生命力的颜色，多看户外的绿色肯定对眼睛有一定好处。但是看绿色电子屏幕，对于防控近视是没什么帮助的。

我们强调绿色护眼，其实是强调要多参加户外活动。在户外有阳光的环境中，我们周围充斥着蓝光、绿光等短波光，这对近视防控有非常大的好处。

孩子什么情况下应该戴太阳镜

当孩子在户外活动的时候，如果阳光不是很刺眼，我们不主张给孩子戴太阳镜。但是在夏季天气晴朗的时候，若阳光很强烈、很刺眼，需要给孩子戴太阳镜。

也就是说，绝大多数情况下，不建议给孩子戴太阳镜，因为户外活动的目的就是让阳光刺激视网膜分泌多巴胺，从而实现延缓近视发生与发展的目的。

使用蒸汽眼罩（热敷）会加重近视吗

热敷并不会导致近视度数增加。眼睛并不是气球，它的热胀冷缩特性几乎可以忽略。

如今，由于电子产品充斥着我们的生活，视频终端综合征患者随处可见，这是因为长时间注视电子屏幕会影响睑板腺的功能。建议多做热敷、多主动眨眼，以维持睑板腺的正常功能。

人眼中的睑板腺可以分泌睑酯，而睑酯融化需要一定的温度。42℃左右的热敷能够促进睑酯融化。温度较低，会造成睑酯凝固，进而阻塞睑板腺，引发睑板腺功能障碍。

打乒乓球可以控制近视吗

打乒乓球时，尤其是对着墙打乒乓球时，一前一后的全身运动可以训练人眼调节和集合的配合度。

所以，经常打乒乓球，尤其是对着墙打乒乓球，对于视功能的训练是有好处的。更具体一点讲，打乒乓球可以改善眼睛的聚散功能，从而对于双眼视功能的维持有积极作用。

虽然目前没有相关研究表明双眼视功能的改善有助于近视防控，但是从我目前的临床经验判断，正常的双眼视功能的维持，对于近视防控具有十分明显和积极的意义。

哺光仪安全吗

哺光仪是近两年近视防控领域的新兴产品，一些相关临床研究表明它对于近视防控有一定效果，但关于它的争议在于长期使用的安全性问题。

哺光仪上市时间比较短，远期使用的副作用、是否会对眼底造成伤害等，目前还缺少丰富的临床数据，因此它的安全性有待进一步验证和观察。

此外，哺光仪有效性的原理目前尚不完全清楚。使用现有方法防控近视效果不好的患者，可以在审慎的态度下对哺光仪进行一定程度的尝试，但需要定期进行眼底相关检查。

防蓝光眼镜可以防控近视吗

一直以来，大家都有个误区，电子屏幕之所以会导致近视是因为其蓝光。

实际上，到目前为止，并没有任何研究表明蓝光会促使近视的发生与发展。要知道，人眼视网膜上天然存在可感受蓝光的视觉细胞。

是否需要防蓝光这个议题，在学术界也存在很大争议。

目前来看，防蓝光眼镜并没有防控近视的作用。而且，目前防蓝光眼镜质量参差不齐，很多防蓝光眼镜不仅没有屏蔽掉有害的蓝光，还屏蔽了有益的蓝光，长时间配戴这样的眼镜，反而可能影响孩子的昼夜节律、眼部发育等。

吃叶黄素可以改善近视吗

叶黄素本身是一种抗氧化剂，适量补充叶黄素对于保护眼睛的黄斑是有一定好处的。

叶黄素最早在临床上被应用，是作为老年性黄斑变性的辅助治疗药物。但是目前没有任何临床证据证明它对近视防控有帮助。

从饮食角度看，近视防控只要做到均衡饮食、营养丰富就可以了。适量补充叶黄素也可以，但不建议大量补充。

反转拍可以控制近视吗

对眼睛调节功能不足的孩子，临床上使用反转拍可以改善眼睛的调节功能，提升调节灵敏度，从而缓解视疲劳。

使用反转拍对眼睛来说是没有任何害处的，但是练习反转拍改善调节功能对于近视防控究竟有没有作用，还需要进一步的研究证实，目前的证据实际上并不是特别充分。

从我自己的临床经验来看，有不少孩子在联合使用角膜塑形镜和低浓度阿托品滴眼液后，并没有达到预期的近视防控效果，但在改善调节功能后，反而取得了很好的防控效果。可见，训练调节功能对于近视防控是具有积极意义的。

如何使用反转拍

反转拍是一个调节力训练设备，本身价格不贵，训练调节功能效果很明显。现在很多孩子近视度数的增长速度比较快，近视度数也越来越高。在这样的情况下，有些孩子会使用低浓度阿托品滴眼液控制近视，这种滴眼液本身是会影响调节功能的。

使用阿托品可能导致瞳孔放大，可刺激视网膜分泌多巴胺，延缓近视进展。如果孩子的调节力很差，使用阿托品后，调节力会进一步变差；而且，如果近距离工作的时间和强度非常大，可能产生比较明显的调节滞后。因此，在临床上有些孩子在长期使用阿托品，但近视度数一直在增加。这对于近视防控是非常不利的。可以说，使用阿托品的孩子，配合使用反转拍训练调节功能，对眼睛一定没有坏处。

目前最有效的控制近视发展的方法是什么

目前临床上最有效的控制近视发展的药物是低浓度阿托品，光学手段是角膜塑形镜。国内外的众多研究表明，这两种手段的近视控制效果要远远强于其他手段。

对于年龄较小、近视发展较快的孩子，我们常常推荐联合使用这两种手段。但家长也要明白，并没有什么手段对所有孩子都有一样的防控效果，最重要的是平时注意用眼卫生，多做户外活动，定期复查，在医生的指导下根据情况及时调整防控方案。

需要指出的是，在临床上，有少数孩子使用功能框架镜控制近视效果优于使用角膜塑形镜，具体原因尚不清楚。

戴眼镜会导致近视度数增加吗

有些家长认为，孩子近视逐渐加重是戴眼镜惹的祸。实际上，孩子近视后，如果在裸眼视力不太好的情况下不戴眼镜，反而会加重眼睛的疲劳感，使得近视进展加快。

当然，如果配戴的眼镜度数不合适（尤其是过度矫正），久而久之也会导致近视加速发展。

在此提醒各位家长，哪怕是给孩子配普通框架眼镜，也应尽量到正规眼科医疗机构验配。而且，孩子首次配镜前，一般先要散瞳验光。

为什么必须去专业机构为孩子配眼镜

为儿童验光配镜是一种专业、严谨的医学行为，需要由专业人员来完成。

眼科医院除了能为孩子科学验光，还可以详细检查孩子的眼部健康情况，排除各类眼部疾病。

医生经面诊综合评估，再经过散瞳验光、小瞳复验，最终会给出适合孩子的验光处方。

所以，给孩子配眼镜最好不要直接去眼镜店，要到正规的眼科医疗机构或专业的眼视光中心。

近视度数不高，需要戴眼镜吗

很多家长在门诊中问我，孩子刚发生近视时，近视度数不高，需要戴眼镜吗？一般来说，是否需要戴镜，关键要看孩子的裸眼视力够不够用。

临床中，有些近视–0.75D的孩子，还能看到视力表0.8的那一行。这时，裸眼视力完全可以满足孩子日常学习和生活的用眼需求。这种情况下，可以先观察一段时间，同时让孩子多参加户外活动，配合使用一些防控近视的药物，并定期复查以观测孩子眼轴的变化。

但也有一些孩子近视度数只有–0.75D，看视力表时却只能看到0.6那一行，也就是说裸眼视力不好。这种情况下，建议及时戴镜。

配镜时应欠矫还是足矫

近视后配镜到底应欠矫（即配镜度数低于眼睛近视度数）还是足矫（即配镜度数等于眼睛近视度数），这个问题在业界一直存在争议。

一般情况下，验配普通框架镜时，有些医生会选择足矫，有些医生会选择欠矫。一般足矫是没有问题的，欠矫对于户外活动多的孩子有好处，因为欠矫眼镜在看远状态下可以形成正离焦。离焦型框架镜则必须足矫，并且要坚持配戴，一般用眼时都要配戴。

而 OK 镜一般都会适当过矫，以防止白天到下午时视力回退。孩子的年龄、起始度数、眼镜的品牌不同，过矫程度也不尽相同。适度的过矫既可以保证白天的视力，又能够达到防控近视的效果。

此外，OK 镜适度过矫，离焦量也会增加，对于控制近视有利，这一点和框架眼镜是不同的。但对于调节功能差的孩子，OK 镜的过矫有可能会促进近视发展。总之，OK 镜的验配和处方非常复杂，每个孩子情况不同，不能用统一的标准去衡量。

近视眼镜需要一直配戴吗

很多孩子都不喜欢戴眼镜，要么是因为摘、戴眼镜比较麻烦，要么是因为担心影响自己的形象。近视眼镜是否需要一直配戴，要考虑裸眼视力、弱视、视疲劳等问题。

有些孩子近视度数比较高，摘镜后裸眼视力不足0.8，不配戴眼镜的话，无法正常生活，这种情况一般建议长期配戴。高度近视的孩子，如果不坚持戴镜矫正，可能造成屈光不正性弱视。年龄比较小、近视度数比较高的孩子，一定要坚持配戴合适的眼镜进行矫正。

近视而又不戴镜，容易引发视疲劳、调节力变差等，也不利于近视防控。所以，近视后一定要配戴合适的眼镜。在户外的时候，如果近视度数比较低、裸眼视力比较好，可以不戴。离焦型框架镜尽量一直配戴。

如何清洁、护理眼镜镜片

很多人护理、清洁眼镜的方法是一擦了事，殊不知，这可能大大缩减眼镜的使用寿命。

清洗眼镜时，应该用清水将其完全浸湿，用流动的水将其冲洗干净。可在镜片上涂抹洗洁精，之后轻轻搓洗（沿顺时针或逆时针），再用流动的水冲洗干净，最后擦干。

除此之外，随意折叠镜架、镜片朝下放置、变形后“坚持”配戴等，也是日常眼镜护理的大忌。大多数镜腿应从左边开始折叠。镜片最好不要直接接触其他物体，否则很容易发生磨损。如果镜架、鼻托、镜片发生变形，一定要及时更换，外形不合格的眼镜也会影响眼睛健康。

“金鱼眼”是怎么回事

很多高度近视的人都有眼球突出的情况，这样的眼睛俗称“金鱼眼”，往往是高度近视导致的。

“金鱼眼”与高度近视的眼轴增长有关系，眼轴越长，眼睛就显得越凸。

孩子近视后会不会形成“金鱼眼”，关键在于孩子的近视会不会发展成高度近视。

高度近视不仅会导致“金鱼眼”，还可能导致长期存在的眼健康风险，引发视力障碍甚至永久性视力丧失。

什么情况下适合配戴隐形眼镜

一般来说，长期配戴隐形眼镜会影响角膜健康，还可能因为卫生问题造成眼睛感染，但是有的人反而更适合配戴隐形眼镜。

很多人出于对形象的要求，更倾向于配戴隐形眼镜。除此之外，喜欢打篮球、跑步、登山、滑雪的运动达人，配戴隐形眼镜也更加方便。无论如何，平时一定要注意配戴时间，一般每天配戴隐形眼镜不应超过 8 ～ 10 小时。

屈光参差的人，配戴框架眼镜会导致双眼看到的像不等大，非常容易产生视疲劳，可以考虑配戴隐形眼镜。

还有一些人，由于职业要求，更适宜配戴隐形眼镜。

儿童青少年应该怎样选择眼镜架

眼镜架的选择也是一门学问，很多家长在为孩子挑选镜架时，不知如何下手。其实，镜架的挑选除了要考虑戴镜人的脸型和肤色，还有以下 3 个硬指标要注意。

一、镜框宽度。镜框过宽或过窄都不合适。配镜时最好到专业的机构，验光师会根据孩子的瞳距、脸宽等确定镜框宽度。

二、镜框材质。可以选择比较受欢迎的钛质镜架，其特点是质量小、不易变形，不会像金属镜架一样发生腐蚀，比塑料材质更加耐磨。好的镜框材质可以延长眼镜的使用寿命。

三、鼻托。无鼻托的镜框无法调节配戴角度，有鼻托的眼镜配戴更为舒适。

早上用阿托品滴眼液效果更好吗

早上用阿托品和晚上用阿托品，效果是不一样的。

如果孩子正在使用 OK 镜，那么白天用阿托品绝大多数情况下比晚上用效果要好，因为扩瞳作用可以使入眼离焦量增加，从而有助于控制近视。

哪些孩子不能使用阿托品滴眼液

有先天性心脏病、扩张性心肌病等疾病的孩子，使用0.01%阿托品可能引起心慌，不宜使用。

对于浓度为1%的阿托品，不少孩子用完都会发生心率过快，因为这个浓度太高了。

所以，一般来说不建议把1%的阿托品作为防控近视的药物。

白天戴“软镜”也能控制近视吗

渐变多焦点软性角膜接触镜是白天戴的隐形眼镜，不是硬镜。这种隐形眼镜也是通过离焦控制近视，总体来说效果比 OK 镜略差。但是它有一个好处是 OK 镜无法相比的，那就是它可以用于矫正高度近视。

角膜塑形镜对近视的矫正是有上限的，但是渐变多焦点软镜可以对高度近视实现完全矫正。

另外，软镜对于倒睫的孩子也很友好，因为倒生的睫毛会扎镜片，但不会扎角膜，甚至对角膜有一定的保护作用。

什么情况下可以使用远视镜防控近视

一般来说，远视镜主要适合远视储备刚刚消失或者远视储备不足的孩子。这些孩子实际上并没有发生近视，配戴＋0.50D甚至＋0.75D的远视镜可以有效抑制眼轴生长。当然，这尚需大量临床观察数据予以验证。目前认为，这样的配戴方式，原则上不会造成负面影响。

对于远视镜的使用，不建议全天配戴，因为全天配戴可能影响孩子的眼调节功能。另外，建议在室内配戴，在室外因为阳光比较充足，一般建议孩子摘掉眼镜。

也就是说，近距离用眼时戴上远视镜，对于控制眼轴的增长是有一定好处的。

什么是“目浴”

如果孩子户外活动的时间得不到保证怎么办呢？我和很多家长讲过这个话题。

推荐一个比较简单的方法，那就是面对太阳闭上眼睛做“目浴”。这样做时，我们会感觉到眼前有一片红光。每次“目浴”10～15分钟即可。

我们课题组经研究发现，这种自然补光的方式，对于增加脉络膜血供有一定帮助，而且它是一种天然的方法，不会造成眼球损伤等问题。

这个方法实际类似于我们在海边的沙滩闭着眼睛晒太阳。但是要记住一条，一定要闭眼！不能睁开眼睛面对太阳，否则太阳光会灼伤视网膜，甚至造成永久性眼底损伤。

为什么要警惕无良商家的假性近视治疗陷阱

一些无良商家经常以“近视可以治愈”为幌子来骗钱，按摩、针灸、滴眼液、电子治疗仪等关于近视的治疗方法、药品和设备在市场上层出不穷，但大多缺乏有效的循证医学证据。

许多商家借用“假性近视可逆”的噱头，努力向家长推销各种商品。这些所谓的机构大多表示，可以借助一些神经刺激手段、中医干预手段等，让近视患者的视力实现自我调整，从而达到恢复正常视力的目的。无论真性近视还是假性近视，很多商家声称都可以治疗。殊不知，很多所谓的治疗，只是提升了双眼的模糊适应能力，并不能有效治疗近视。

对于真性近视，普遍的主流观点是真性近视不可逆。但在一些极端条件下，例如完全不近距离用眼、每日户外活动

6 ~ 8 小时以上，临床上可适当实现真性近视逆转。近视发生后，常规治疗手段仅能减缓近视的发展速度，不建议随意购买所谓偏方治疗近视，或者进行所谓的治疗性视觉训练。面对那些过分吹嘘治疗效果、宣传虚假案例但又拿不出有效循证医学证据的机构，大家一定要三思。

事实上，各个国家都有顶尖的科学家在不断地研究近视的发病和进展机制，但目前还没有找到十分有效的治疗近视的办法。随意去做一些不适合的“治疗”、使用不恰当的产品，可能导致近视越来越严重。

为什么要警惕偷换概念的“视觉训练”

有关物理训练能够提高视力的说法，相信很多人早有耳闻。首先要明确一点，近视是没有办法治愈的。近视的原因是眼轴变长，即近视的眼睛前后径长度比正常的眼睛前后径长度要长。眼睛前后径的长度（即眼轴）通常情况下是不可逆的，就像只是通过训练没办法把身高从 185 厘米变成 150 厘米一样。

那么，很多人声称有许多孩子经过训练视力有了明显的改善，这是怎么回事呢？这里引入一个概念叫作模糊适应。眼睛长期处于视物模糊的状态，大脑就会慢慢适应，甚至会提升处理模糊图像的能力。很多视觉训练机构一再要求孩子不戴眼镜，否则会导致近视度数增加。它们正是利用模糊适应的原理实现了所谓的“视力提升”。实际上，这对于治疗近视毫无意义，甚至会让患者错过最佳的近视控制时机。

还有一个大家熟悉的名词，叫作假性近视。长时间、近距离用眼，可导致视疲劳甚至近视的症状。发生假性近视的孩子若被送去五花八门的视觉训练机构，长时间远离书本、电子设备等，视力自然会有所提高。由此，有人觉得视力训练太有效了。其实，这样的孩子本来就没有近视，只要注意用眼卫生、规律作息等，视力也会有所恢复。这样的视力恢复和视觉训练没什么关系。

真正有用的视觉训练，是针对双眼视觉功能进行训练。如果孩子存在调节功能不足、聚散功能不足、融像不好等情况，通过有效的双眼视觉功能训练，能够使双眼视功能恢复正常。这样的视觉功能训练对于缓解视觉疲劳甚至控制近视都是非常有好处的。但这种训练需要在专业医生的指导下进行，不建议家长带着孩子盲目训练。